DEAMP

Mémo-fiches

Aide médico-psychologique

Chez le même éditeur

Dans la collection « Mémo-fiches »

Mémo-fiches AP (auxiliaire de puéricuture). Modules 1 à 8, par J. Gassier. 2013, 288 pages.

Mémo-fiches AS (aide soignant). Modules 1 à 8, par J. Gassier, E. Peruzza. 2013, 312 pages.

Mémo-fiches DEAVS, par J. Gassier. 2010, 304 pages.

Mémo-fiches ATSEM (agent territorial spécialisé des écoles maternelles), par J. Gassier, E. Giroulle. 2014.

Mémo-fiches ADVF/MCAD (Aides à domicile - Assistants de vie aux familles), par J. Gassier. 2014, 320 pages.

Mémo-fiches CAP Petite enfance, par J. Gassier. 2010. 287 pages.

Dans la collection « Diplôme d'Etat »

DEAMP. Diplôme d'État d'aide médico-psychologique, par J. Gassier, C. Cordon, B. Boyanov, C. Rose. 2013, 383 pages.

DEME. Diplôme d'états de moniteur éducateur, par J. Gassier, C. Rose, C. Cocquempot. 2012, 304 pages.

DEEJE. Diplôme d'État d'éducateur de jeunes enfants, par J. Gassier, C. Rose, C. Valette. 2011, 472 pages.

DEAVS. Diplôme d'État d'auxiliaire de vie sociale, par J. Gassier, C. Cordon. 3e édition. 2011, 520 pages.

DEAMP

Mémo-fiches

Aide médico-psychologique

2e édition

Jacqueline Gassier
Professeur de Sciences et techniques médico-sociales

Céline Rose
Éducatrice de jeunes enfants
Formatrice à l'IESTS de Nice

ELSEVIER
MASSON

ISBN : 978-2-294-73884-5

ELSEVIER MASSON SAS – 62, rue Camille-Desmoulins – 92442 Issy-les-Moulineaux Cedex

Table des matières

La communication professionnelle et la vie institutionnelle

Introduction

Destiné aux élèves préparant le DEAMP, ce *Mémo-fiches* présente sous forme de fiches les connaissances fondamentales que les professionnels doivent maîtriser pour accomplir leurs activités, aussi bien en structures collectives qu'à domicile.

Couvrant la totalité du programme d'enseignement professionnel, l'ouvrage explique de façon *synthétique* la plupart des thèmes développés dans l'ouvrage de référence.[1]

Ce *Mémo-fiches* se découpe en 6 parties correspondant aux 6 domaines de formation (DF) du programme officiel.

- **DF 1** : La connaissance de la personne
- **DF 2** : L'accompagnement éducatif et l'aide dans les actes de la vie quotidienne
- **DF 3** : L'animation de la vie sociale et relationnelle
- **DF 4** : Le soutien médico-psychologique personnalisé
- **DF 5** : La participation à la mise en œuvre et au suivi du projet personnalisé
- **DF 6** : La communication professionnelle et la vie institutionnelle

Chaque fiche est structurée en quatre paragraphes.

- **La définition** : présentation du thème traité et de ses caractéristiques essentielles (fixées par le référentiel de formation).
- **Les notions essentielles** : *savoirs théoriques* que l'élève doit mémoriser afin de pouvoir les développer le jour de l'examen (les *mots-clés* sont indiqués en italique).
- **L'observation-réflexion** : *compétences* que le professionnel (sous le sigle AMP) doit mettre en œuvre dans le cadre du thème exposé.
- **La situation** : *cas concret* illustrant le thème exposé et le rôle du professionnel. La situation est complétée d'une *remarque* qui aide l'étudiant à analyser la situation.

Clair et concis, ce *Mémo-fiches* devrait répondre à l'attente des étudiants en période de *révisions*.

1 *DEAMP* de J. Gassier, C. Rose, C. Cordon et B. Boyanov, Elsevier Masson, 2013 (2e édition).

DOMAINE DE FORMATION

1

La connaissance de la personne

1 Les caractéristiques du nouveau-né

I. Définition

Le terme nouveau-né est donné au jeune enfant depuis sa naissance jusqu'à la fin du premier mois (âge auquel l'enfant peut alors être appelé nourrisson[1]).

II. Notions essentielles

A Les postures

L'enfant a une *hypotonie* des muscles de l'abdomen, du dos, de la nuque (la tête est molle et retombe en arrière) et une *hypertonie* des muscles des membres inférieurs et supérieurs. L'enfant est encore observé en *position fœtale*, recroquevillé sur lui-même (*cf.* Figure 1.1).

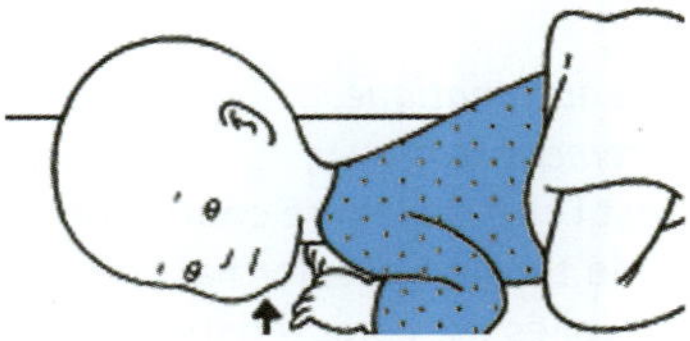

Figure 1.1. La position fœtale du nouveau-né.

B Le poids et la taille

- Le nouveau-né à terme pèse en moyenne 3,250 kg et mesure 50 cm.
- Le périmètre crânien est de 30 à 35 cm.
- Le périmètre thoracique est d'environ 33 cm.

C Les fontanelles

À la naissance, les os du crâne ne sont pas entièrement soudés. Ils sont séparés par des espaces membraneux appelés fontanelles ; il y en a deux :

1 Précisons ici qu'il s'agit de données très approximatives (il n'y a aucune norme précise à ce sujet).

- la *fontanelle antérieure* (ou « *grande fontanelle* ») à l'avant du crâne, elle se ferme entre 12 et 18 mois ;
- la *fontanelle postérieure* (ou « *petite fontanelle* ») à l'arrière du crâne, elle se ferme vers 2 à 3 mois.

D L'ictère physiologique

C'est une *coloration jaune des téguments due à la présence d'un taux important de bilirubine dans le sang*. Très fréquent et bénin, c'est un ictère « tardif ». (Il apparaît vers le 3e jour de la vie et disparaît spontanément vers le 10e ou le 15e jour.)

E Les réflexes archaïques et le tonus musculaire

Le médecin évalue l'état neurologique du nouveau-né sur la présence des réflexes archaïques et sur la qualité du tonus musculaire :

- les *réflexes archaïques* sont une série d'actions motrices involontaires présentes dès la naissance et qui disparaissent (pour la plupart) au 2e mois de la vie. Citons :
  - *le réflexe de Moro* : lors d'un bruit fort, le bébé ouvre brusquement les bras en croix,
  - *le réflexe de succion*,
  - *le réflexe de marche automatique*,
  - *le réflexe de redressement statique* ;
- le *tonus musculaire* est l'état de légère contraction dans lequel se trouve le muscle. Cet état de tension est normal chez le nouveau-né (la posture bras et jambes repliés est caractéristique d'une hypertonicité).

F La régulation thermique

La régulation thermique est *imparfaite* durant les premières semaines de vie. L'enfant prend la température du lieu (ex. : l'excès de chauffage de la pièce, trop de vêtements ou trop de couvertures dans son lit peuvent provoquer une hyperthermie). La température corporelle du nouveau-né doit être surveillée régulièrement et être notée.

III. Observation-Réflexion (rôle de l'AMP)

Le personnel de santé et/ou le professionnel du secteur médico-social ont pour mission essentielle de surveiller le nouveau-né, de veiller à son bien-être et de conseiller ses parents. Ils veilleront en particulier à :

A Favoriser les contacts mère-nouveau-né

D'où l'intérêt de souvent laisser le bébé dans les bras de sa mère. Ainsi, elle pourra parler au bébé et le caresser. Ces premiers contacts participent au bien-être de l'enfant et au tissage des premiers liens affectifs.

B Respecter le rythme de vie du bébé

Il faut savoir que la façon de coucher un bébé ou de le tenir, devient pour lui un premier « *point de repère* ». De ce fait, la régularité de la personne et la régularité des soins sont capitales.

C Conseiller la maman pour les soins au bébé

a Des conseils pour la sécurité

Rappeler aux mères de ne jamais laisser un bébé seul sur la table de change ou dans le bain, etc.

b Des conseils pour l'alimentation

Rappeler aux mères la technique de la tétée, la préparation hygiénique des biberons, la façon de les nettoyer et de les stériliser, les horaires des tétées, etc.

c Des conseils pour le confort

Informer les mères sur la façon de porter et coucher le bébé, de respecter le rythme de sommeil, etc.

d Des conseils pour la surveillance du bébé

- Surveiller le poids du bébé : à partir du 10e jour, la courbe de poids doit être régulièrement croissante, à raison de 25 g par jour (environ) au cours du premier trimestre.
- Surveiller l'aspect des selles.
- Indiquer le calendrier des vaccinations et des consultations de PMI, etc.

Situation **Les conseils de Sandra (AMP) : calme et douceur !**

À son réveil, Tania (9 jours de vie) a faim et le manifeste par des cris stridents, qui ont pour effet d'attirer l'attention de sa mère (Mme D.). Celle-ci est occupée, mais elle sait qu'elle doit donner le sein à sa fille. Sandra (AMP) est là pour aider cette jeune maman à acquérir la gestuelle et la bonne attitude avec un bébé. Mme D. ayant tendance à

faire tout trop vite, elle lui donne deux mots à retenir et à mettre en pratique : « *calme et douceur* » en toutes circonstances !
Elle lui demande d'annoncer calmement sa venue au bébé (ex. : « Je suis là Tania, j'arrive, tu vas téter... ») et de la prendre dans les bras *très lentement*, tout en lui parlant d'une *voix douce*, apaisante.
Elle lui explique ensuite comment s'installer pour la tétée (afin d'être à l'aise), comment donner le sein dans de bonnes conditions, comment apprécier la satiété et le profit du bébé, et enfin elle lui montre comment recoucher l'enfant et préserver sa sécurité et son sommeil.

Remarque : Les conseils d'un professionnel sont précieux pour une maman inexpérimentée. Ils ne seront *jamais directifs ni culpabilisants*. Le professionnel doit mettre en valeur les qualités de la mère pour renforcer son assurance et l'inciter à prendre elle-même des initiatives à bon escient.

2 Le développement de l'enfant de 0 à 3 ans

I. Définition

La petite enfance est la période située entre la naissance et la 3e année. Au cours de celle-ci, le développement psychomoteur est rapide. Celui-ci concerne l'ensemble des progrès accomplis tant sur le *plan psychique* (intelligence, langage, affectivité...) que sur le *plan moteur* (gestes, postures...). Ces phénomènes évoluent parallèlement et dépendent de nombreux facteurs.

II. Notions essentielles

A Le développement psychomoteur

L'évolution du développement psychomoteur dépend de plusieurs facteurs.

a Les stimulations de l'entourage humain

L'environnement humain peut *influencer* le rythme du développement de l'enfant (le freiner ou le stimuler). Cependant, malgré la qualité de l'environnement, chaque enfant a un *rythme* de développement qui lui est *propre*.

b La maturation cérébrale

La maturation cérébrale est indispensable à la progression du développement. Celle-ci se fait par *stades* (ou étapes) se succédant toujours dans le même *ordre*, indépendamment de l'environnement humain (voir les caractéristiques du développement psychomoteur sur la figure 1.2 à la fin de la fiche).

B Le développement sensoriel

- L'enfant réagit aux bruits. Dès sa naissance, il entend très bien, mais ne peut pas encore localiser le bruit. Cette capacité sera acquise vers l'âge de 2 mois à 3 mois.
- La vision évolue considérablement entre la naissance et l'âge de 3 mois.

C Le développement socio-affectif

a Les relations avec la mère (l'image maternelle)

Le jeune enfant a tendance à avoir une relation très fusionnelle avec sa mère, mais il va apprendre à s'en détacher progressivement :

- *de la naissance à 5 mois*, c'est une période de symbiose. Le jeune nourrisson vit dans un état de fusion avec sa mère ;
- *de 6 à 8 mois*, c'est une période de différenciation. Le bébé commence à se détacher de sa mère. Il la regarde, la touche, et vers 8 mois, il peut différencier sa mère des autres personnes (c'est l'âge de la crise d'angoisse) ;
- *vers 14 à 15 mois*, c'est une période d'exploration et le début de l'autonomie. À cet âge, l'enfant dit ses premiers mots et fait ses premiers pas.

b Les relations avec le père (l'image paternelle)

De nos jours, beaucoup de pères sont très attentifs à l'enfant; ils lui parlent, lui donnent le biberon. Dans ce cas, l'enfant reconnaît vite son père et a les mêmes réactions avec lui qu'avec sa mère.

D L'évolution du langage

- *À partir d'un an*, l'enfant utilise le « *mot phrase* » : c'est un mot significatif qui résume toute une phrase (ex. : « Papa » ou « Lolo »).
- *De 15 à 24 mois*, l'enfant utilise le « *langage global* » significatif (ex. : « Papa pati », « bébé bobo »).

III. Observation-Réflexion (rôle de l'AMP)

Le rôle du professionnel est important. Il doit être adapté aux besoins de l'enfant en fonction de l'évolution psychomotrice.

A De la naissance à 2 ans

- Proposer à l'enfant des jouets variés : être à l'écoute de ses goûts et de ses besoins.
- Laisser l'enfant disposer à son gré de « *l'objet transitionnel* » qu'il a choisi.
- Accepter la vitalité de l'enfant et prévenir tous les risques d'accident.
- Être tolérant, mais aussi savoir fixer certaines limites.

- Offrir à l'enfant un espace suffisamment protégé pour limiter les interdits.
- Pour favoriser le langage :
  - respecter les jeux vocaux de l'enfant ;
  - proposer à l'enfant des sources sonores de qualité (musique douce, grelots...) ;
  - parler souvent à l'enfant, associer des mots aux gestes, nommer les différentes parties du corps, parler d'un ton calme et expressif.

B De 2 à 3 ans

- *Pour aider l'enfant à s'affirmer*, l'AMP veillera à :
  - ne pas engager de lutte avec l'enfant lors de ses débordements ;
  - reconnaître l'enfant comme *une personne*, lui demander son avis, lui expliquer les interdits ;
  - le valoriser, le féliciter de ses performances lors des jeux ;
  - l'aider à identifier ses nouveaux besoins en les formulant à sa place (« Tu pleures parce que... ») ;
  - apprendre à l'enfant les règles de l'échange : à accepter, à reconnaître l'autre (ex. : « Donne ton jouet à Paul ! Il t'a donné le sien ! »).
- *Pour favoriser le langage*, l'AMP veillera à :
  - nommer les objets et verbaliser les actions, ne pas être trop exigeant ;
  - lui raconter des histoires, lire avec lui des livres d'images, lui faire commenter des photos, des diapositives ;
  - répondre à ses questions, tolérer ses erreurs de langage...

Situation **Les exploits d'Emma (18 mois)**

Emma est une fillette pleine de vivacité. Elle ne peut rester un instant tranquille. Elle se déplace en courant. Elle tombe souvent et pleure, mais elle repart aussitôt. Le jardin est son lieu préféré. Elle y fait souvent la démonstration de son agilité.

Aujourd'hui, elle a décidé de se hisser sur le banc pour sauter. Zohra (AMP) reste vigilante. Elle ne lui interdit pas de sauter, mais reste auprès d'elle et lui donne quelques conseils de prudence. Emma semble prendre beaucoup de plaisir à perfectionner cet exercice sous les yeux de Zohra.

Remarque : Lorsque l'enfant sait marcher et qu'il maîtrise l'équilibre, il va inévitablement vouloir exploiter ses nouveaux acquis. C'est l'âge où il apprécie particulièrement de *grimper* et de *sauter*.
L'adulte doit savoir *accepter la vitalité de l'enfant* (parce que « *cette vitalité est vitale* »), mais il doit être *éducatif*, c'est-à-dire fixer des limites, donner des conseils de prudence (adaptés à l'âge et au niveau cognitif de l'enfant). L'adulte doit également surveiller l'enfant (sécurité) et rester présent auprès de lui lors de ses jeux moteurs, car l'enfant aime « *être regardé* » lorsqu'il joue, et *félicité* dans ses performances. Cela lui donne de l'assurance et enrichit sa personnalité.

Vers 8 mois

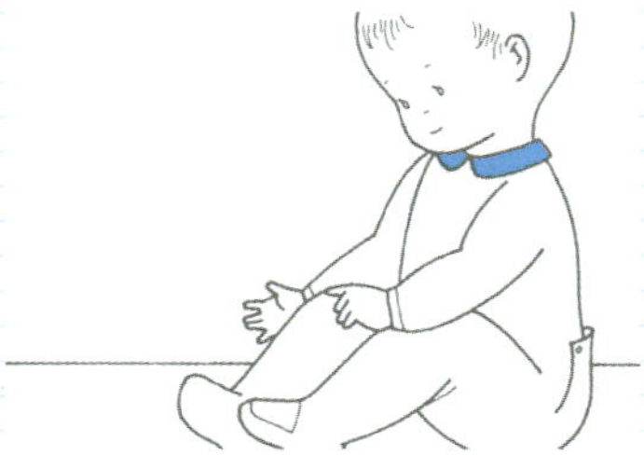

L'enfant tient **assis seul** !

Vers 9 mois

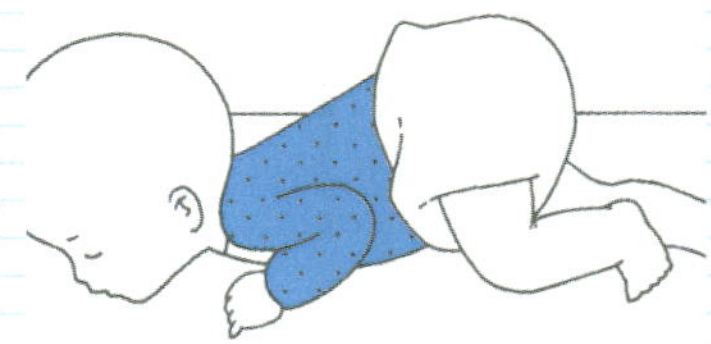

L'enfant **rampe** au ras du sol

Figure 1.2. Les principales étapes du développement psychomoteur de 0 à 18 mois (résumé)[2].

[2] Pour plus de détails, voir le livre de référence (*Guide AMP*) ou le livre spécialisé : *Guide AP (auxiliaire de puériculture)*, J. Gassier, Elsevier Masson.

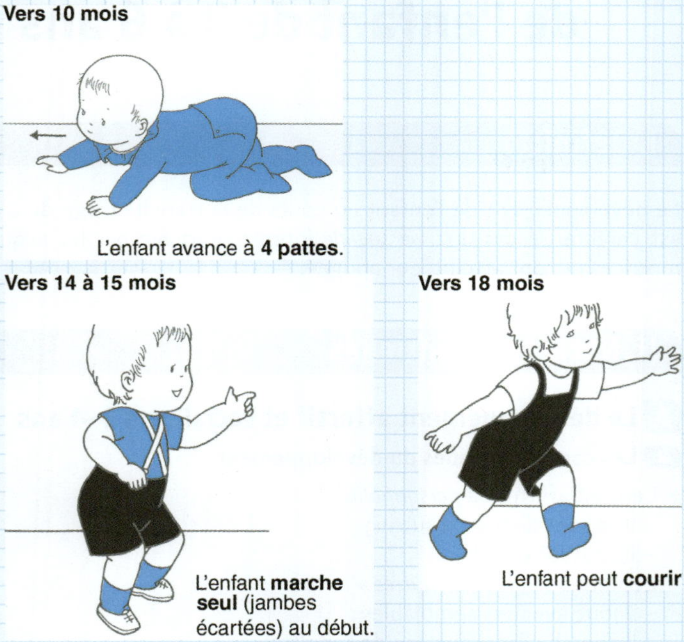

Figure 1.2. Suite

3 Le développement de l'enfant de 3 à 6 ans

I. Définition

Le développement de l'enfant au cours de la tranche d'âge de 3 à 6 ans est caractérisé par une *vie sociale* intense, enrichie par les acquisitions motrices qui ont atteint leur apogée.

II. Notions essentielles

A Le développement affectif et social vers 3-4 ans

a Les caractéristiques du développement

- L'enfant affirme sa *personnalité* :
  - il se sent distinct d'autrui ;
  - il veut faire seul.
- L'enfant « *s'ouvre aux autres* » :
  - il joue avec ses semblables ;
  - il cherche l'approbation de l'adulte.
- L'enfant s'intègre dans un groupe d'enfants à l'école, on observe que :
  - l'enfant aime *se mesurer* à autrui ;
  - il devient *persévérant* dans ses jeux ;
  - il aime *se défouler* dans des jeux agressifs.

b Les caractéristiques du langage

- *Vers 3 ans*, c'est *l'explosion du vocabulaire*. L'enfant utilise le « verbe » (ex. : « Poupée Lily couchée »).
- *Vers 4 ans*, il *maîtrise le langage*. Le vocabulaire est riche, concret (ex. : « La poupée de Lily est couchée »).

B Le développement affectif et social vers 5 à 6 ans

L'enfant a besoin d'aimer et d'être aimé de ses parents et des autres, d'être rassuré sur lui-même et sur sa place dans la famille ou dans le groupe.

a Les modes d'expression de l'enfant

- Le *jeu de rôle* : il est réglementé, chaque enfant doit bien jouer le rôle qui lui est assigné, sans tricher, sans se dérober. Les jeux de rôles sont des jeux symboliques copiés sur la vie des adultes.
- Le *jeu-travail* : le jeu est pour l'enfant non seulement un plaisir, mais il devient *utilitaire*, il veut achever la tâche entreprise. L'enfant a tendance à *se valoriser* au moyen du jeu en donnant des ordres au camarade qui joue avec lui.
- Le *langage expressif* : l'enfant adore emprunter des locutions à son milieu socioculturel. Exemples :
  - « je te fiche mon billet » ;
  - « je te le donne en mille » ;
  - « je parie que » ;
  - l'enfant adore utiliser les « gros mots » et il apprécie aussi les « mots imagés ».

b Les types de comportement de l'enfant dans le « groupe »

- L'insertion à l'école maternelle : elle va accélérer le processus d'adaptation sociale et amener l'enfant à accepter plus facilement les contraintes et à contenir ses « débordements ». Car, dans le fond, à 4–5 ans, l'enfant aspire davantage à « devenir un être social qu'à faire de l'opposition ».[3] Il le montre bien dans sa passion pour les anniversaires, les déguisements et, en particulier dans le phénomène de l'imitation de ses parents.
- L'enfant et ses pairs : l'enfant de 4–5 ans apprécie l'école maternelle qui lui permet d'accéder à la vie collective. Là, les enfants s'organisent en petits groupes (de 3 à 4 copains). On peut observer plusieurs comportements :
  - ils lancent des ordres, des menaces (repoussent les intrus) ;
  - ils créent des interdits, des « tabous » ;
  - ils établissent des démarcations.

Exemples :

- Je ne veux pas ! Pars !
- Gare à toi, passe pas ! C'est interdit !
- Tu es vilain, t'obéis pas !

Ces comportements dans le groupe n'ont des aspects négatifs qu'en apparence, car l'enfant, qui sait qu'il fait partie du groupe, fait un grand pas vers la socialisation.

---

3 A. Gesell, *Le jeune enfant dans la civilisation moderne*, Paris, PUF.

III. Observation-Réflexion (rôle de l'AMP)

L'AMP veillera à :

- proposer à l'enfant divers jeux adaptés à ses goûts, à son âge, à ses besoins :
  - les *jeux collectifs* dont les règles favorisent la socialisation,
  - les *exercices rythmés* qui favorisent la perception du corps,
  - les *activités manuelles* qui favorisent l'habileté et l'expression créative,
  - les *jeux utilitaires* (ou jeux-travail), qui ont un but annoncé au départ ;
- canaliser l'agressivité dans des activités sportives et accepter la décharge agressive dans les jeux ;
- prêter attention aux *jeux de rôles* qui traduisent les préoccupations et les besoins affectifs de l'enfant ;
- dialoguer avec l'enfant, l'écouter, le valoriser, tout en sachant lui imposer des limites ;
- repérer ses difficultés sociales et scolaires et transmettre ses observations.

Situation **Conversation d'enfants autour d'un dessin**

Extrait de conversations de quatre enfants de 4 à 6 ans (Carla, Emma, Oscar et Max) qui dessinent...

- *Carla* : Regardez, il y a tout plein de poussins dans ma prairie !
- *Emma* : Mon poussin a un « cadeau » pour mon papa sous son aile ! Je lui fais aussi un perchoir pour qu'il soit heureux et qu'il grimpe haut ! Même qu'il aille dans l'arbre...
- *Oscar* : C'est un « bébé poussin » le mien, il a son nid ! Je le protège...
- *Emma* : Je te parie que mon poussin va s'envoler par la fenêtre !
- *Oscar* : Il a appris à voler ? Il faut lui donner un petit avion ?
- *Emma* : Moi, j'ai fait un poussin rouge tout grand ! Plus grand que les vôtres. Il volera plus haut !

- *Oscar* : Regarde ! J'en ai fait un bleu plus gros que le tien !
- *Max* : Moi, mon grand-père il a un poulailler avec 100 poules, 1000 poussins ! Et tout et tout ! Je les connais les poussins, c'est mes amis !
- *Oscar* : On n'entend pas tes poussins faire « cui cui » !
- *Max* : Moi je les entends parce que j'ai de bonnes oreilles.

Remarque : *Cet exemple à lui seul évoque la qualité du vocabulaire de l'enfant et aussi l'évolution de son langage, à la fois enfantin et imprégné de l'environnement social.*
L'enfant de 4–6 ans est un fantaisiste et un expansionniste. Il manifeste une intense activité sur le plan du « débordement », rappelant souvent l'enfant de 2 ans ! Cependant, il ne s'agit pas ici d'une régression, puisqu'un degré supérieur de développement a été atteint. En effet, l'enfant de 4–6 ans exerce un meilleur contrôle sur tout son corps.

4 Le développement de l'enfant de 6 ans à 12 ans et l'adolescence

I. Définition

Au cours de la grande enfance, qui s'étend de l'âge de 6 ans à 12–13 ans, le vécu *affectif* et *social* de l'enfant prend racine et va s'épanouir à l'adolescence.
L'adolescence est une période transitoire entre la grande enfance et l'âge adulte et se caractérise par des transformations importantes, d'ordre à la fois *physique*, *psychologique*, *intellectuel* et *social*.

II. Notions essentielles

A Le développement affectif et social de 6 ans à l'adolescence

L'affectivité se développe au sein de deux groupes différents mais complémentaires : le groupe familial et le groupe social.

a L'évolution de l'enfant dans le groupe familial

La famille sécurise l'enfant et joue un rôle fondamental dans son évolution. Elle peut l'aider à épanouir sa personnalité, à prendre confiance en lui... La famille devrait favoriser l'équilibre de l'enfant et l'aider à mieux affronter la vie dans le groupe social.

b L'évolution de l'enfant dans le groupe social

L'enfant va faire l'apprentissage de la vie sociale, faite de règles, de compétitions, de rivalités et aussi de conflits, d'agressivité...

- *À l'école*, l'enfant éprouve des sentiments collectifs :
  - un esprit de « *corps social* » se développe : les enfants se liguent contre un nouveau venu. On fait preuve d'intolérance contre les défavorisés, les timides ;

- des sympathies et des antipathies voient le jour, on observe des groupes de jeunes entraînés par un « meneur » (ou *leader*). Il a ses vassaux et ses rivaux ; des heurts éclatent, la violence se manifeste souvent. Mais la vie de groupe est indispensable au développement de l'enfant de cet âge.

- *Dans les clubs sportifs* : l'enfant forme son caractère au contact de groupes sportifs (ou autres). Le sport d'équipe fortifie le corps et l'esprit, développe l'émulation et la coopération (qui sont la loi de cet âge). Le sport (bien encadré) est la meilleure prévention de la violence chez les jeunes car il canalise l'agressivité.

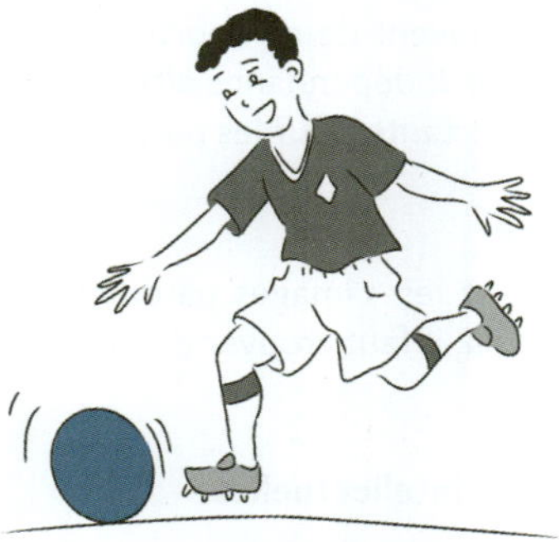

Figure 1.3. L'enfant a besoin de courir et de se dépenser.

B Les transformations à l'adolescence

L'adolescence débute vers l'âge de 12 ans environ chez la fille et de 14 ans chez le garçon. Elle s'achève aux alentours de 18–20 ans (passage à l'âge adulte).

De nombreuses transformations caractérisent le passage de la grande enfance à l'adolescence.

a Les transformations physiques et physiologiques

Le processus pubertaire constitue l'événement fondamental de cette période : la puberté se caractérise par une mise en route de l'activité ovarienne chez la fille et testiculaire chez le garçon. Elle est sous la dépendance de la glande hypophyse (située dans le cerveau).

b Les transformations psychologiques

L'image du corps

L'adolescent doit s'adapter aux transformations physiques rapides qui s'opèrent pour lui. Il doit apprendre à s'aimer dans ce « nouveau corps ».

Les pulsions sexuelles

L'adolescent doit résister aux pulsions sexuelles qui l'envahissent et doit, en même temps, les accepter comme faisant partie de lui-même.

Le détachement des parents

L'adolescent doit apprendre à devenir autonome. La séparation des parents s'accompagne souvent de comportements contradictoires où le besoin de revendiquer son indépendance alterne avec une quête d'amour et de protection déconcertante pour les parents.

La recherche d'identité

Les jeunes gens rejettent les « images parentales » et recherchent leur propre identité. Pour cela, il faut trouver de nouveaux modèles auxquels ils pourront s'identifier.

c Les transformations intellectuelles

L'adolescent prend goût aux discussions interminables, aux raisonnements dans l'absolu. « *Le passage à l'acte* » permet à certains adolescents de s'affirmer et de transgresser le monde des adultes.

III. Observation-Réflexion (rôle de l'AMP)

A Le rôle de l'AMP auprès d'enfants de 6 à 12 ans

Le rôle de l'AMP consiste à favoriser le dialogue et les capacités d'expression du jeune enfant. Il doit également aider l'enfant à canaliser certains de ses comportements, en particulier ses comportements agressifs, afin de lui permettre de mieux s'intégrer au groupe. L'AMP veillera à :

- soutenir l'enfant de son affection, de son estime ;
- donner à l'enfant des responsabilités selon ses capacités (jardinage, garde et soins à un animal domestique) ;
- ce que l'enfant s'adapte bien dans une nouvelle structure ;

- dépister l'enfant « exclu » et le signaler rapidement à sa (son) responsable ;
- ce que les *mass media* (télévision, Internet...) ne nuisent pas à l'équilibre physique et mental de l'enfant ;
- toujours respecter l'enfant dans les dialogues avec lui. Éviter les conflits, favoriser la concertation, la négociation, la compréhension, les explications.

B Le rôle de l'AMP (et des parents) auprès des adolescents

La vigilance des parents et des professionnels doit être particulièrement soutenue pour éviter le pire et apprécier les facteurs de risques. On sait que chez les 15 à 24 ans, le suicide est la deuxième cause de mortalité, après les accidents de la circulation. Une écoute attentive de troubles encore diffus et anodins peut aider l'adolescent à verbaliser ses difficultés. D'autant que l'on sait aujourd'hui que si le message exprimé lors du premier passage à l'acte n'a pas été suffisamment perçu ni traité, les récidives sont promptes et graves. Parmi les *signaux* à repérer, l'isolement relationnel, le don d'objets (auxquels le jeune est particulièrement attaché), ou encore la tenue de propos plus ou moins explicites (y compris dans les devoirs de français), sont autant de signes sous-jacents. De même, les fugues dissimulent bien souvent un malaise profond qu'il conviendrait d'identifier.

Situation — Lilou et la séparation de ses parents

Lilou, 7 ans, est accueillie en IME. Depuis quelques jours, l'AMP observe plusieurs changements dans le comportement de l'enfant. Elle est agressive envers ses camarades de groupe et s'automutile assez fréquemment.

Ces événements alertent la professionnelle qui décide de prendre contact avec la famille. Un rendez-vous est pris avec la mère au cours duquel celle-ci apprendra à l'AMP qu'elle se sépare du père de Lilou. La mère étant au chômage, elle habite provisoirement chez ses parents avec sa fille.

La mère dira être très anxieuse et que cela a certainement un impact sur Lilou.

Remarque : Lorsque l'on observe un changement de comportement chez une personne, il semble pertinent d'apprécier l'influence de l'environnement sur l'individu.
Le professionnel saura informer l'équipe de la structure afin qu'une écoute, une aide, un soutien soient apportés à la personne.

5 Les événements socio-affectifs de l'âge adulte

I. Définition

Défini par la fin de la croissance (du latin *adultus*, « qui a grandi »), l'âge adulte est un état apparent de maturité et de stabilité physique et intellectuelle.
À cette période-là, de nombreux événements touchent le domaine *socio-affectif*. Mais tout événement est vécu subjectivement, en fonction de la personnalité du sujet et de son histoire antérieure.

II. Notions essentielles

Les événements socio-affectifs de la vie d'adulte sont très nombreux. Nous choisissons ici deux événements majeurs[4].

A La parentalité

L'accession à la paternité ou à la maternité est un événement socio-affectif important dans la vie de l'individu.

a Pour la femme

Avoir un enfant revient à prendre position par rapport à sa propre mère. Les relations entre une femme et sa mère sont à la fois positives et négatives : la *grossesse* peut être le révélateur de conflits anciens et entraîner diverses perturbations. Les vomissements du premier trimestre (d'origine hormonale) ont une intensité variable d'une femme à l'autre. Ils sont en rapport avec le vécu de la grossesse, l'anxiété de la future mère. Il en est de même pour l'*état dépressif* (le *baby-blues*) qui suit souvent l'accouchement : son ampleur dépendra aussi de la façon dont la jeune mère accepte cette première séparation d'avec son enfant que constitue la naissance.

---

4 Voir compléments dans l'ouvrage de référence.

b Pour le couple

Le projet d'enfant répond au désir de chacun des partenaires. Ce désir n'est pas indépendant de la façon dont le futur père et la future mère ont été désirés, accueillis par leurs propres parents. La maternité et la paternité provoquent une *maturation brutale* de l'homme et de la femme en les mettant en face de responsabilités nouvelles dont ils doivent s'accommoder. La venue d'un enfant est l'occasion d'une *modification des rapports* dans le couple. Certaines mères négligent leur rôle d'épouse, certains pères ressentent de la jalousie vis-à-vis de l'enfant qui accapare leur femme. Les parents doivent donc *savoir s'adapter* à leur nouveau rôle pour continuer à exister en même temps comme couple et comme parents. *Devenir parent*, c'est aussi s'inscrire dans un processus généalogique : c'est franchir une génération.

B La séparation ou le divorce

Dans les premiers temps de la vie du couple, le partenaire est idéalisé. Les éléments gênants sont projetés sur des personnes extérieures. La phase suivante, où l'autre cesse d'être idéalisé et où les conflits peuvent apparaître, signe une évolution et donc une certaine maturité des partenaires. L'issue d'un conflit dans un couple est fonction de *la capacité de chacun à communiquer*, à *opérer un changement* dans ses manières de fonctionner, à *accepter une désillusion* sans se sentir anéanti, à reconnaître que la faiblesse de l'autre n'est insupportable que du fait de ce qu'elle « *réveille* » en nous. La présence d'enfants doit nécessiter la recherche de la solution la moins traumatisante pour eux. Les enfants ont besoin de sécurité affective et les parents doivent leur garantir leur affection quoiqu'il arrive. L'enfant n'a pas à choisir entre les deux.

III. Observation-Réflexion (rôle de l'AMP)

Les événements de la vie sont bénéfiques à l'individu lorsqu'il jouit d'une *sécurité affective* et qu'il a un *emploi stable*, mais malheureusement tous les individus n'ont pas la même situation et pour certains les événements *socio-affectifs* peuvent être déstabilisants, voire traumatisants dans certains cas. Le *chômage*, en particulier, reste l'événement marquant le plus redouté, surtout celui de *longue durée* qui *fragilise* les familles. L'individu qui en est victime se sent brutalement inutile et dévalorisé : ses expériences antérieures détermineront les moyens qu'il utilisera pour faire face à cette situation. S'il ne trouve pas en lui et autour de lui des appuis suffisamment solides, il peut vaciller. C'est à ce moment-là que l'AMP peut intervenir, car l'individu et ses proches ont besoin d'un grand *soutien psychologique* pour l'aider à réagir et à mobiliser ses ressources.

Situation — La place des nouvelles technologies dans la vie de Matthieu

Matthieu, 14 ans, s'enferme dans sa chambre et reste devant son ordinateur. Si dans un premier temps ses parents ne s'inquiètent pas, pensant que cet outil est un moyen de le mobiliser dans le cadre de sa scolarité, ils observent que Matthieu s'isole de plus en plus.
Il ne sort plus le week-end avec ses amis, ne participe plus aux activités familiales et passe son temps libre rivé à des écrans (télévision, ordinateur, téléphone portable).
Sa relation aux autres se construit exclusivement à travers le virtuel et Matthieu se montre irritable avec ses proches.

Remarque : *Si l'adolescence est une période souvent propice au repli sur soi, l'adulte doit être vigilant et attentif à ne pas rompre la relation.*
Face à cette situation, l'adulte veillera à :

- *garder le contact avec l'adolescent ;*
- *ce que l'adolescent reste en lien avec ses amis ;*
- *s'intéresser à ses centres d'intérêt afin d'en faire un élément de rencontre ;*
- *ce que ses hobbies aient une juste place dans sa vie et ne retentissent pas de manière excessive sur sa scolarité.*

La période de l'adolescence demande de la compréhension de la part de l'adulte (parent ou professionnel), ce qui n'exclut pas la nécessité de poser des limites, des règles. On sait que les extrêmes sont le propre de cet âge.
L'adulte devra donc :

- *observer ;*
- *aider ;*
- *conseiller ;*
- *s'appuyer sur des spécialistes (si nécessaire).*

6 Les aspects du vieillissement

I. Définition

On considère trois catégories de personnes âgées :

- les *personnes de 60 ans* (âge du passage à la retraite) *à 70 ans* constituent le *nouvel âge* ;
- les *personnes de 70 à 85 ans* constituent le *3ᵉ âge* ;
- les *personnes de plus de 85 ans* constituent le *4ᵉ âge* (ou grand âge).

Au cours d'une vie, le temps de la vieillesse tient donc une place importante. Par exemple, une personne de 94 ans qui a commencé à travailler à 20 ans aura passé quasiment autant d'années à la retraite (37 ans) qu'au travail (37 ans).

II. Notions essentielles

A Les « signaux » caractéristiques du vieillissement

Dès la naissance, l'homme commence à vieillir et passe ainsi par différents stades (enfance, adolescence et âge adulte). Les effets importants du vieillissement se font sentir par les signaux suivants :

- une difficulté d'apprentissage, mais surtout d'adaptation aux nouvelles situations ;
- une sensation d'*ennui* (ennui de vivre...) (*cf.* Situation) ;
- une diminution de l'imagination ;
- une atteinte de la mémoire.

B Les aspects physiologiques du vieillissement

Généralement, le vieillissement entraîne la diminution des capacités :

- musculaires (difficulté à la marche) ;
- respiratoires, cardiaques (essoufflement) ;
- des organes sensoriels (vue, ouïe...).

C Les aspects psychologiques du vieillissement

La personne âgée voit son corps se dégrader sur le plan physiologique et esthétique. Elle doit faire face à une image dépréciée d'elle-même, tout en supportant des traumatismes importants à certains moments-clés de la vie (perte du conjoint, éloignement des enfants, etc.). D'autres problèmes psychologiques peuvent survenir. Citons par exemple le *changement de cadre de vie* : celui-ci constitue un repère affectif important. Modifier totalement ou brutalement le cadre de vie d'une personne âgée, c'est la jeter « hors de sa vie », et la mettre dans une situation d'insécurité, source de dépression. De même, les *problèmes de couple* : à cette période de la vie, on constate un nombre élevé de divorces. Tous les comportements anxieux qui étaient masqués par la vie professionnelle vont réapparaître. Le couple devra réaménager son espace et son temps avec vigilance.

III. Observation-Réflexion (rôle de l'AMP)

La réflexion sur le vieillissement soulève trois problématiques.

A La dépendance de la personne âgée

Nombre de personnes âgées se trouvent dans un état de dépendance en raison de *handicaps physiques* importants et elles ont besoin de quelqu'un pour les aider à accomplir les gestes de la vie quotidienne. Les professionnels de l'aide à domicile doivent les considérer avec respect et ne pas les infantiliser sous prétexte de leurs difficultés.

B L'affaiblissement des ressources

Près de 40 % des personnes âgées ont des difficultés à trouver de l'aide pour les activités qui leur sont pénibles (courses, ménage, déplacements...). Peu à peu, des *équipements* et *services* se mettent en place (portage des repas, aide ménagère, soins à domicile). Mais les frais liés à la maladie (ou au besoin d'aide) peuvent poser de réelles difficultés, même si l'État et les collectivités locales ont mis en place des mesures de solidarité pour les personnes âgées (ex. : le Césu, l'aide médicale gratuite, l'Allocation personnalisée d'autonomie, etc.).

C La maltraitance de la personne âgée

La maltraitance envers les personnes âgées se rencontre aussi bien au sein de la famille que dans les établissements d'accueil. Il faut sensibiliser et former les personnels pour éviter qu'ils ne soient maltraitants malgré eux : paroles blessantes dites sous le coup de l'énervement, oubli de frapper à la porte lorsqu'on rentre dans une chambre, toilettes faites à la chaîne, règlement appliqué de façon trop rigide, etc. Il paraît indispensable que les professionnels bénéficient de temps d'échanges, de rencontres pour analyser les situations rencontrées ainsi que leurs réactions face à ces situations.

Situation **L'ennui de Claire (90 ans)**

Claire vient de fêter en famille ses 90 ans. C'est « apparemment » une grand-mère heureuse, Claire jouit d'une *bonne santé*. Elle dort bien, a bon appétit et marche avec aisance. Claire a une retraite de réversion très correcte, qui lui permet de rémunérer une aide domicile à temps plein, et de s'offrir des petits « extras », mais Claire dit souvent qu'elle s'ennuie.

Elle a pourtant une famille. Des enfants et des petits-enfants qui viennent lui rendre visite de temps en temps. Elle a également des amies de son âge qu'elle rencontre au « Club des seniors », mais elle *s'y ennuie* aussi, car (dit-elle) : « Je ne sais pas jouer aux cartes, comme les autres personnes ».

Claire ne souffre donc ni de maux physiques ni de solitude, mais d'ennui, et il y a des jours où cette souffrance lui est très pénible à supporter.

Remarque : L'*ennui* est très différent de la *solitude*. Une personne très « entourée » peut s'ennuyer, alors qu'une personne « isolée » peut avoir la capacité de s'occuper et ignorer l'ennui.

L'ennui donne une sensation de *désœuvrement* et d'*inutilité* qui est douloureuse et peut conduire à la dépression, d'où l'importance de la présence des professionnels auprès des personnes âgées pour leur apprendre « à s'occuper ». Il faut cependant savoir que c'est une mission difficile, car elle doit se réaliser bien en amont. Il faut savoir se « *créer des occupations* », voire des « *centres d'intérêt* » avant de vieillir, pour éviter de subir l'ennui au 3e *âge*. « *La vieillesse se prépare, comme toutes les choses de la vie.* »

7 Les notions de santé, de maladie, de prévention

I. Définitions

- « La santé est un état de complet *bien-être physique, mental et social* et ne consiste pas seulement en une absence de maladie ou d'infirmité[5] ».
- La maladie est «*l'altération de l'état de santé*» caractérisée par «*un ensemble de ruptures d'ordre physique, mental et/ou social* et se manifeste par des symptômes objectifs et subjectifs[6] ».

II. Notions essentielles

A L'équilibre instable de la santé

L'homme doit sans cesse s'adapter à un environnement qui évolue autour de lui et toute influence négative fait basculer l'état de santé vers celui de maladie. Divers facteurs peuvent concourir à modifier l'état de santé de la personne. Ils sont endogènes et/ou exogènes :

- *facteurs favorisants endogènes* : la morphologie (taille, poids, etc.), le patrimoine génétique, l'hérédité, etc. ;
- *facteurs favorisants exogènes* : le rythme de vie (repos, activités, loisirs, etc.), l'hygiène de vie (hygiène alimentaire, suivi médical, vaccinations, etc.).

B La classification des maladies

Les maladies sont classées en fonction de leurs caractéristiques communes. Citons quatre maladies en exemple :

- les *maladies organiques*, causées par l'atteinte d'un organe. Ex. : infarctus, cataracte ;
- les *maladies mentales* ou *psychiques*, l'organisme ne semble pas atteint, mais l'individu présente des troubles du comportement et de la personnalité ;

5 Selon l'OMS (Organisation mondiale de la santé).
6 Définition du *Dictionnaire des soins infirmiers*, Groupe infirmier de recherche, dir. René Magnon, Amiec, 2000.

- les *maladies aiguës*, maladies d'apparition soudaine avec une évolution rapide ;
- les *maladies chroniques*, maladies avec une évolution lente, par paliers, et persistant parfois toute la vie.

C La politique de santé publique

La politique de santé publique a pour but la santé des populations. Elle s'efforce donc de valoriser le capital santé d'une société.
La politique de santé publique a pour objectifs (définis par l' Organisation mondiale de la Santé) :

- *d'ajouter de la vie aux années*, en donnant aux individus les moyens d'un bien-être physique et psychique ;
- *d'ajouter de la santé à la vie*, en diminuant la morbidité et l'incapacité ;
- *d'ajouter des années à la vie*, en allongeant l'espérance de vie.

a Les échelons de la prévention

La prévention est l'axe principal de la politique de santé. On détermine classiquement trois échelons de prévention :

- la *prévention primaire* qui s'exerce avant l'apparition de la maladie ;
- la *prévention secondaire* qui vise à limiter le développement de la maladie ;
- la *prévention tertiaire* qui vise à limiter les récidives et les incapacités dues à la maladie.

b L'éducation à la santé

C'est une action destinée à améliorer l'hygiène de vie des personnes donc, à moyen et à long terme, leur état de santé. Les moyens utilisés sont :

- les *actions médiatiques* (ex. : télévision, vidéo, radio, etc.) ;
- les *messages écrits* (ex. : articles de journaux, tracts, affiches, etc.).

c Les PAP

Afin de trouver des solutions aux problèmes de santé, le gouvernement est amené à prendre des mesures spécifiques de prophylaxie, dans le cadre des *Programmes d'action prioritaire (PAP)* (ex. : lutte contre le tabagisme ou l'alcoolisme...).[7]

---

7 Voir détails dans l'ouvrage de référence.

III. Observation-Réflexion (rôle de l'AMP)

L'AMP sera capable de :

- comprendre les liens entre santé et maladie ;
- repérer les facteurs influençant la maladie (facteurs favorisants) ;
- identifier les origines des pathologies ;
- comprendre les origines des pathologies ;
- comprendre le processus d'apparition, de transmission et d'évolution de la maladie ;
- percevoir et respecter les réactions individuelles face à la maladie.

Situation Les mesures de prévention prises par Mme A.

Mme A. est une jeune maman. Le personnel de santé de l'unité de la maternité, lui a fait de nombreuses recommandations pour préserver la santé de son enfant. Elle a retenu très facilement les conseils qui lui ont été donnés, car ils répondent à son désir de protéger le bébé. De plus, le personnel lui a offert un petit livret où tout était consigné par écrit et illustré. Ainsi, Mme A. va :

- emmener son fils aux *consultations* de nourrisson à des dates précises, correspondant à des « âges-clés » du bébé ;
- respecter le calendrier des *vaccinations* et des rappels ;
- suivre les conseils de *nutrition* (respecter les quantités de lait, l'âge de la diversification du régime, etc.).

Par ailleurs, Mme A. a répondu favorablement à la campagne du ministère de la Santé qui, au cours de l'hiver, recommandait aux adultes la vaccination contre la grippe.

Remarque : *Toutes les dispositions que va prendre (ou qu'a pris) cette maman sont destinées à éviter la maladie à son enfant par le biais de la vaccination et de l'hygiène de vie. Elles s'inscrivent dans la prévention primaire qui entre dans le cadre de la politique de santé publique, dont l'objectif est de maintenir et promouvoir la santé des populations.*

8 Les notions de handicap et de déficience

I. Définitions

A Le handicap et les déficiences

Il y a trois catégories de handicaps :

- le *handicap moteur* : c'est une déficience de la motricité (difficulté de déplacement) et de la mobilité (mouvements non coordonnés) ;
- le *handicap mental* : c'est une déficience des fonctions intellectuelles, associée (ou non) à des troubles du comportement ;
- le *handicap sensoriel* : c'est une déficience des fonctions visuelles et auditives.

B L'incapacité

C'est la conséquence d'une déficience. Elle correspond à une limitation dans l'accomplissement de certaines activités. Ex. : l'*incapacité de communication* (la réduction de la communication orale, auditive, visuelle, etc.) ou l'*incapacité de locomotion* (la limitation de la marche, des déplacements, etc.).

II. Notions essentielles

A L'origine du handicap et des déficiences

a Le handicap moteur

Il peut avoir une origine :

- *héréditaire* : due à une perturbation de l'information génétique portée par les chromosomes et transmise par l'un ou les deux parents ;
- *congénitale* : due à des maladies ou accidents survenus pendant la grossesse ou au cours de l'accouchement, entraînant des malformations et des destructions organiques ;
- *acquise* : constituée par les séquelles d'accidents ou de maladies ayant atteint la fonction motrice au cours de la vie.

b La déficience mentale

La déficience mentale correspond à un retard mental et à l'incapacité de développement intellectuel. Des tests permettent de calculer le quotient intellectuel (QI) qui est le *rapport entre l'âge mental et l'âge réel* (Le QI d'un individu normal est de 100.) Il y a des déficiences mentales légères, moyennes et profondes. Les causes sont quasi identiques à celles du handicap moteur.

c Les déficiences visuelles

Elles regroupent la *cécité* et l'*amblyopie*, chacune à des degrés divers.

d Les déficiences auditives

Elles sont classées en fonction de la perte en décibels (dB). Elles perturbent le développement de toutes les fonctions :

- le *langage* : chez l'enfant, l'apprentissage du langage se fait par imitation ;
- la *fonction d'orientation* : l'enfant entendant se tourne vers la source du bruit ;
- la *fonction de perception de la distance et des volumes* : l'écho du bruit permet de situer une personne.

Les origines des déficiences sensorielles sont quasi identiques à celles du handicap moteur.

B Les moyens de dépistage du handicap

Le dépistage des handicaps sensoriels doit être le plus précoce possible afin de faire bénéficier la personne des moyens de rééducation les plus adaptés à sa situation. Par exemple, il est indispensable de dépister très tôt la déficience visuelle et auditive chez l'enfant. Il pourra ainsi bénéficier précocement des moyens de rééducation qui lui permettront une vie plus autonome. Le dépistage peut être fait :

- lors des *examens de santé de l'enfant* (8e jour, 9 mois, 2 ans) ;
- dans les structures d'accueil de la petite enfance
- pendant la scolarité (*médecine de santé scolaire*).

C Les conséquences du handicap

Le handicap a des conséquences importantes sur la vie personnelle, familiale, sociale et professionnelle de la personne. Toutes ces conséquences ne sont pas à dissocier les unes des autres ; leurs interactions sont très importantes.

a Les conséquences sur la vie personnelle

Les troubles de l'identité

Une personne handicapée voit une image de son corps différente de celle des autres. Elle rencontre une première impossibilité d'identification corporelle.

L'acceptation de son corps

La personne handicapée doit connaître et accepter son corps pour éviter les complications qu'entraîne une déficience.

L'élaboration d'un projet de vie

Toute personne adulte fait des projets personnels, professionnels, affectifs pour sa vie future. De la même façon, la personne handicapée doit élaborer son projet de vie, avec la volonté de vivre comme tout le monde, même si c'est plus difficile pour elle.

b Les conséquences sur la vie familiale

Les réactions d'une famille seront évidemment très différentes en fonction de l'âge de la personne handicapée et de l'origine de la déficience.

Le rapport de dépendance

Ce rapport de dépendance existe de manière très affirmée au sein de la famille. Cette dépendance est physique, mais aussi psychologique. Dans beaucoup de cas, l'une ne va pas sans l'autre.

Les rapports au sein du couple

Le handicap impose au couple une épreuve qui remet tout en question : il y a désormais un avant et un après.

c Les conséquences sur la vie sociale et professionnelle

L'intégration sociale est un aboutissement pour la personne handicapée, une façon de se faire reconnaître, hors de sa famille, comme un homme ou une femme capable de vivre tout simplement.
L'intégration ou la réintégration professionnelle des personnes handicapées est une difficulté supplémentaire dans leur démarche vers l'insertion sociale, particulièrement en cas de crise économique et de chômage.

III. Observation-Réflexion (rôle de l'AMP)

L'AMP devra déceler toute anomalie du comportement chez l'enfant. Certains signes doivent alerter :

- l'absence de réaction à la lumière vive (pas de clignement des yeux, pas de détournements de la tête) ;
- l'inattention à tout ce qui n'est pas dans le champ visuel (ex. : désintérêt pour l'environnement, les jouets, les jeux) ;
- l'absence de gestes de préhension les premiers mois ;
- l'absence de réaction au bruit (surtout la voix) ou l'absence de gazouillis ;
- à partir de 2 ans : le mutisme anormal, les mots déformés... ;
- à l'âge scolaire : les phrases mal structurées, les difficultés de lecture, la confusion de mots, l'inattention...

L'AMP doit en permanence être « stimulante ». Elle doit veiller à :

- faire participer la personne handicapée à toutes les activités ;
- nommer chaque objet utilisé en articulant ;
- montrer à chaque fois le nom écrit d'un objet.

L'AMP doit aussi éviter certains comportements très nuisibles, par exemple :

- ne pas parler à la personne sous prétexte qu'elle n'entend pas ;
- faire trop de gestes (ce qui brouille le message) ;
- l'isoler pour la protéger, etc.

Situation **Les conséquences du handicap de Paula**

Paula est aujourd'hui âgée de 18 ans. Au moment de sa naissance, son cerveau a été privé d'oxygène à différents niveaux. Quelques années après, on diagnostiquait chez elle deux types de déficiences : une *déficience motrice* (absence de tonus de posture) et une *déficience du langage et de la parole*.

Paula ne peut pas marcher, elle reste assise en permanence sur son fauteuil roulant, soutenue par un corset rigide, elle ne peut coordonner ses gestes et articule difficilement les mots. Sa mère, avec une auxiliaire de vie sociale, l'aide pour la toilette et l'habillage. Paula ne peut pas aller au lycée, mais elle a quelques camarades de classe, car elle est inscrite dans un « centre spécialisé ». Elle a une excellente mémoire et l'ordinateur l'aide à poursuivre une scolarisation adaptée à son handicap.

Remarque : *Évaluons les aspects de la double déficience de Paula, les incapacités et les désavantages qu'elle engendre.*

Tableau 1.1. Les aspects de la double déficience de Paula.

Les déficiences	Les incapacités	Les inadaptations
Absence de tonus de posture	Incapacité de locomotion (ne marche pas)	*Dépendance physique* : difficultés à aller au collège (comme les autres)
Gestes désordonnés	Incapacité des soins corporels (toilette, habillage)	*Dépendance physique* : difficultés à s'alimenter, à se laver toute seule
Difficultés à articuler	Incapacité de communication (dialogue difficile)	*Dépendance psychologique et sociale* : difficultés à exprimer ses besoins, à établir des relations

L'AMP peut proposer à la personne handicapée, les « aides techniques » adaptées à son handicap. Citons quelques moyens très variés :

- la *langue des signes* : c'est un véritable alphabet manuel qui possède sa grammaire et sa syntaxe propres ;
- l'*informatique* : c'est le moyen d'expression le plus utilisé par les personnes handicapées. Avec un minimum d'effort, elles peuvent écrire, travailler, apprendre. La frappe est aidée par des systèmes ergonomiques : licornes, palpeur électronique...

9 La dépression, les maladies mentales

I. Définitions

- La *dépression* est un *trouble pathologique de l'humeur*. On appelle humeur l'état psychique d'un sujet. On dit qu'elle évolue entre deux pôles extrêmes : la tristesse et la gaieté. On ne retrouve pas toujours de facteur déclenchant. Ainsi, un individu en apparence gâté par la vie peut faire une dépression.
- Les *maladies mentales* traduisent des *troubles profonds* de l'affectivité et/ou du comportement qui ont des répercussions sur la vie personnelle, familiale et sociale de l'individu.

II. Notions essentielles

A Les signes d'une dépression majeure

En pathologie psychiatrique, la dépression se manifeste par les états suivants :

- une *tristesse anxieuse* : le sujet ressent une souffrance ou une « douleur morale » qui est profonde et permanente ;
- des *idées de suicide* : le sujet voit dans le suicide la seule issue possible à sa souffrance ;
- une *fatigue* : le sujet ressent une lassitude physique et psychique ;
- des *troubles du sommeil* : le sujet présente soit une *insomnie* qui se traduit par des difficultés d'endormissement ou des réveils nocturnes, soit une *hypersomnie* (le sujet dort beaucoup) ;
- des *troubles de l'appétit* : le sujet présente soit une *perte d'appétit*, soit une *augmentation de l'appétit*. Ces deux troubles ont des répercussions sur le poids.

B Les signes des maladies mentales

Différents « troubles » entrent dans la dénomination maladie mentale. Citons :

a Les troubles névrotiques

Ces troubles se manifestent par différents symptômes ; le patient est conscient de leur caractère pathologique. Citons les principaux troubles névrotiques :

- l'*anxiété* : c'est un état de tension psychologique lié à la peur d'un danger imprécis, avec somatisation ;
- la *phobie* : c'est une crainte angoissante reconnue par le patient comme déplacée du fait du caractère non dangereux de l'objet ou de la situation qui la déclenche (ex. : l'agoraphobie, peur de la foule) ;
- l'*obsession* : c'est une pensée qui apparaît de façon persistante et que le patient ne peut éloigner de sa conscience. Elle possède un caractère compulsif (exemples de troubles obsessionnels compulsifs ou TOC : le lavage incessant des mains, les actes de rangement d'ordre obsessionnel). Une *obsession* est une « phobie » ou une pensée parasite qui s'impose au sujet et qui l'angoisse. C'est la forme la plus grave de la pathologie névrotique (et celle qui fait le plus souffrir la personne).

b Les troubles psychotiques

Il s'agit de troubles du comportement accompagnés d'une altération du raisonnement qui empêche le patient d'être conscient de l'ampleur et de la nature de son état. Ces troubles s'établissent autour de *convictions délirantes* dont les thèmes sont innombrables. Les études de cas montrent quelques exemples de troubles psychotiques.

c La personnalité paranoïaque

Une personnalité paranoïaque est caractérisée par les « *délires de persécution* ». La personne a la conviction d'être victime de manipulation. Elle lui donne un caractère de vraisemblance, qu'elle fait partager parfois à l'entourage...

III. Observation-Réflexion (rôle de l'AMP)

Sous la responsabilité et le contrôle de l'équipe de soins, l'AMP devra :

- assurer la sécurité de la personne, agir avec tact et respect ;
- rester calme, sans attitude hostile face à l'agressivité du patient ;
- savoir demander de l'aide si une menace est perceptible et se tenir à distance ;

- adopter une communication permettant de renforcer l'estime du patient ;
- surveiller le régime alimentaire en fonction du traitement ;
- l'accompagner dans le quotidien à certaines activités occupationnelles ;
- valoriser la personne dans ses activités (car tout déprimé a perdu l'estime de soi) ;
- surveiller la personne de très près (les risques suicidaires sont très importants) ;
- l'aider à accepter la lenteur de la guérison (en lui signalant que la tristesse ne disparaîtra qu'après la reprise du sommeil, de l'appétit, de l'activité...).

Situation **À chacun son trouble, sa pathologie...**

- *La dépression* : Marie-Louise (50 ans) est chef du personnel d'une grande entreprise, mais depuis un mois, elle connaît un état de profonde tristesse, justifiant une hospitalisation et une prise en charge thérapeutique. Son compagnon ne sait que faire pour l'aider dans sa dépression.
- *L'imagination délirante* : Lara, 20 ans, fille d'agriculteur, dit à son ami que ses parents milliardaires en Californie lui ont promis un cadeau royal pour son mariage...
- *Les hallucinations* : Raphaël, 28 ans, entend la voix de Napoléon et entretient avec lui une conversation suivie sur la défaite de Waterloo. Raphaël était (dit-il) le bras droit de Napoléon et a tout fait pour sauver l'armée en déroute...
- *Les tocs* : Magali, 35 ans, secrétaire, a dû quitter son emploi car ses rituels quotidiens devenaient trop pénibles à supporter par l'équipe. Magali craignait en permanence d'être salie par certains objets touchés par ses collègues. Elle les emmenait rapidement au lavabo des toilettes pour les nettoyer. Outre la perte de temps et la détérioration du matériel, le personnel comprenait que Magali souffrait.
- *La paranoïa* : dans le milieu du travail, Tristan (48 ans) pense que son employeur fait preuve d'une intolérance manifeste à son égard et le vole. Allant de querelle en querelle, il engage un procès contre lui qui n'en finit pas. Par ailleurs, son syndic de copropriété le considère comme un être dangereux. Tristan lui a envoyé deux lettres recommandées car il est persuadé que trois copropriétaires veulent attenter à sa vie. Il se dit « victime » d'un complot dont le syndic serait l'instigateur.

Remarque : Les troubles cités ci-dessus sont très divers. En toute situation, l'AMP aura une attitude professionnelle qui considère le patient avec *respect* et *bienveillance* et ne porte *aucun jugement* sur les symptômes de sa maladie.
L'AMP veillera à transmettre au responsable toutes les *informations* susceptibles de concourir à la connaissance de l'évolution de l'état de santé (ex. : les réactions, les remarques formulées, les expressions non verbales significatives, etc.).

10 La maladie d'Alzheimer

I. Définition

La *maladie d'Alzheimer* est une dégénérescence neurologique caractérisée par des pertes de mémoire graves et par une désorientation spatio-temporelle.

II. Notions essentielles

Les troubles de la mémoire des *faits récents* s'accompagnent souvent, et assez vite, de troubles de la mémoire des *faits anciens*.

A La perte de mémoire

Elle évolue dans le temps en plusieurs stades et touche de nombreux domaines.

a L'oubli des faits

La personne atteinte de cette maladie commence à oublier de plus en plus de faits récents (ex. : éteindre la cuisinière, fermer le robinet).

b L'oubli des personnes

Le malade oublie l'identité de ses amis, de ses collègues de travail puis des membres de sa famille (les moins proches, puis les proches) et enfin il ne connaît plus sa propre identité (c'est le vide total...).

c L'oubli des besoins fondamentaux

La personne oublie ses besoins fondamentaux (*besoin de manger*, en particulier). Elle oublie même *avoir mangé*.

d La désorientation dans le temps et dans l'espace

La perte de mémoire désoriente la personne atteinte de la maladie d'Alzheimer. Elle est désorientée dans le temps et l'espace (elle peut se perdre dans sa propre rue).

B Les changements de personnalité, d'humeur et de comportement

Les symptômes peuvent être caractérisés par les quatre A (amnésie, aphasie, agnosie et apraxie) :

- *amnésie* : la mémoire est atteinte en premier lieu ;
- *aphasie* : des troubles du langage apparaissent ensuite et rendent la communication difficile ;
- *apraxie* : la maladresse gestuelle s'accompagne de la perte de sensations ;
- *agnosie* : la personne ne reconnaît plus son entourage (l'état grabataire est inévitable à terme).

III. Observation-Réflexion (rôle de l'AMP)

En présence d'une personne atteinte de la maladie d'Alzheimer, l'AMP veillera à satisfaire les besoins fondamentaux de la personne.

A Satisfaire le besoin de se laver et de se vêtir

Cette aide doit être limitée le plus possible. La personne est capable pendant longtemps d'effectuer des gestes réalisés chaque jour durant toute sa vie. La professionnelle doit :

- décrire les actions qu'elle fait et *accompagner* le mouvement (ex. : « Nous allons mettre la jambe gauche du pantalon ») ;
- effectuer les gestes toujours dans le même ordre, afin de lui donner des *repères* ;
- placer les vêtements dans l'*ordre* où ils doivent être enfilés.

Chaque personne a un « rituel » pour les actes de la vie quotidienne. Si l'on peut le percevoir et en reproduire les conditions, cela facilite l'accomplissement de ces actes.

B Satisfaire le besoin de communiquer

La personne malade éprouve d'abord de la difficulté à comprendre les paroles rapides ; plus tard, elle bute sur la conversation courante ; au stade avancé, elle ne comprend plus la signification des mots, et pose moins de questions. Il faut donc rassurer la personne et faciliter le dialogue en faisant des phrases simples, faciles à comprendre et en reformulant souvent.

C Satisfaire le besoin de s'alimenter

Par exemple, l'*inciter à manger* : disposer bien en vue des assiettes remplies d'aliments faciles à saisir, à consommer et à picorer soi-même pour la stimuler.

Situation La désorientation de Mme Z.

À Paris, le 8 février à 2 h du matin, Mme Z (70 ans). se promenait seule le long des quais de Seine. Elle était vêtue d'une robe de chambre légère et était totalement « *désorientée* » lorsqu'une ronde de police l'a interpellée. Ramenée au commissariat, Mme Z. a dit « qu'elle allait acheter du pain pour son déjeuner ». Mme Z. était incapable de donner son nom, mais elle avait gardé son sac à main, ce qui facilita la recherche de son identité. Sa fille a été mise en demeure de venir la récupérer et de prendre des dispositions urgentes en vue d'un placement en établissement spécialisé.

Remarque : La « *désorientation spatio-temporelle* » de la personne traduit un stade avancé de la maladie d'Alzheimer (elle ne sait plus *où elle est*, ni *d'où elle vient*, ni *où elle va*, et n'a pas conscience de l'*heure* qui ne lui dit plus rien !)
Cette atteinte grave du système nerveux fait courir non seulement un *danger* à la personne, mais également aux gens de son environnement proche (la personne malade oublie tout et peut, par exemple, être à l'origine d'un incendie en négligeant d'éteindre le gaz).
Il est évident qu'un placement est nécessaire ; mais en France, le nombre d'établissements spécialisés est très limité et aujourd'hui les familles font souvent appel aux professionnels de l'aide à domicile pour accompagner ces malades dans l'attente d'un placement spécialisé.

11 La sclérose en plaques

I. Définition

La sclérose en plaques est une maladie évolutive qui touche le système nerveux central. Elle se caractérise par une *inflammation de la myéline* (gaine qui entoure les fibres nerveuses).

II. Notions essentielles

A Les caractéristiques

La maladie serait provoquée par une *réaction immunitaire anormale* (l'attaque d'un anticorps qui atteindrait la myéline en même temps que le virus qu'elle combat). Des plaques se forment sur cette gaine de myéline et ralentissent ou bloquent l'influx nerveux (c'est-à-dire la transmission des informations du cerveau vers les autres parties du corps).

B Les symptômes

Au début de la maladie, les symptômes les plus fréquents sont les troubles *visuels* (une diminution de la vision et une vision dédoublée) ou des troubles de l'*équilibre* et une grande fatigue. Puis, progressivement, apparaissent :

- des *troubles moteurs* : une faiblesse musculaire et des contractures ;
- des *troubles de l'équilibre* : la marche est en général très déséquilibrée ;
- des *douleurs* : névralgies du visage, décharges électriques dans les membres... ;
- des *troubles cognitifs* : des difficultés de mémorisation, d'attention... ;
- la *dépression* qui est fréquente : le sujet ressent une intense souffrance psychique ;
- la *fatigabilité* qui est importante et constante.

C L'évolution

Il existe :

- des *formes bénignes* : des malades ne font qu'une seule poussée ;
- des *formes graves* et *évolutives* : les poussées sont nombreuses et engendrent des séquelles invalidantes.

Notons que cette maladie est très variable d'un individu à l'autre, mais généralement l'espérance de vie est limitée et la personne devient de plus en plus dépendante.

D Le traitement

- Les *antalgiques* : administrés contre la douleur.
- Les *immunomodulateurs* (type Interféron) ralentissant la fréquence des poussées.
- Les *corticoïdes* : anti-inflammatoires, ils sont prescrits pendant les poussées.

III. Observation-Réflexion (rôle de l'AMP)

L'AMP veillera à :

A Installer correctement la personne

Pour manger, la personne doit être bien installée et avoir son matériel adapté. Si elle mange mixé, il faut lui dire ce qu'il y a dans son assiette et stimuler son autonomie.

De nombreuses *aides techniques* peuvent être utilisées pour les soins. C'est un moyen d'assurer l'efficacité des soins et le confort de la personne et de diminuer les risques d'accident dorsolombaires pour le personnel (ex. : lève-personne, lit électrique, chaise percée...).

B Assurer la sécurité de la personne

L'AMP doit penser à utiliser la ceinture sur le fauteuil, à mettre les barrières de sécurité au lit et à lui rapprocher la sonnette.

C Respecter la personne

L'AMP doit :

- *lui parler avec tact, respecter ses silences*. La personne a souvent des troubles du langage. Communiquer avec elle va prendre du temps et nécessiter de la patience ;

- *être à l'écoute de la personne et lui laisser la maîtrise de ses projets aussi longtemps que cela est possible*. Accompagner la personne, c'est favoriser les échanges, les activités à l'extérieur, la vie sociale. C'est aussi le résultat d'un travail d'équipe ;
- *favoriser les choix de la personne au quotidien*. Certaines personnes handicapées, pour supporter la dépendance et se sentir en sécurité, mettent en place des rituels toujours identiques lors de l'habillage, de la toilette, des installations, des repas. Ces rituels leur servent à se reconstruire, à avoir prise sur leur environnement. Il est très important de les respecter et de les voir comme une aide et non comme une contrainte.

Situation **Le désarroi de Noémie (45 ans)**

Noémie (45 ans) était une jeune femme épanouie, mère de deux jeunes enfants et secrétaire médicale, passionnée par son métier. Lorsque les premiers symptômes de la maladie se sont manifestés (fatigue et vertiges légers), elle était en vacances chez ses parents au Maroc et n'y a pas porté d'intérêt.

À son retour, elle a ressenti des troubles visuels et une fatigue inhabituelle (qu'elle a mise sur le compte des vacances à l'étranger).

Mais, progressivement, les troubles de l'équilibre et de la motricité se sont aggravés, des troubles de la mémoire se sont manifestés et la fatigue s'est accentuée. Très rapidement, Noémie a consulté son médecin, et, à la suite des examens pratiqués, le diagnostic de « *sclérose en plaques* » lui a été annoncé. Immédiatement, la jeune femme s'est précipitée sur Internet pour en « *savoir plus* » sur sa maladie. Elle a très mal accusé le choc et est tombée en dépression. Noémie a dû être hospitalisée.

Remarque : Cette situation illustre l'installation de la maladie et l'*annonce* du diagnostic de « sclérose en plaques » à une jeune patiente (c'est statistiquement le plus souvent vers l'âge de 40 ans que se manifeste cette pathologie).
On en déduit l'importance de l'environnement humain au moment où est posé le diagnostic, pour *soutenir* la personne malade.

12 Une psychose infantile : l'autisme

I. Définitions

- La *psychose* traduit de graves troubles du comportement et du développement.
- L'*autisme* est la plus connue des psychoses infantiles. Il débute avant l'âge de 30 mois, mais le plus souvent, la famille ne prend conscience des troubles de l'enfant que vers 3-4 ans. Une vigilance est donc requise de la part des professionnels pour favoriser le dépistage précoce des troubles touchant les fonctions de base (telles que l'alimentation, le sommeil, la relation à autrui ou la motricité), ceci afin de favoriser un diagnostic et une prise en charge de l'enfant la plus précoce possible.

II. Notions essentielles

L'autisme serait une *anomalie génétique* (des découvertes scientifiques récentes le confirment).[8] La maladie se caractérise essentiellement par le retrait (dit autistique), mais aussi par d'autres troubles importants.

A Le retrait (autistique)

L'enfant semble :

- *ne pas entendre*. Il paraît indifférent aux paroles qui lui sont adressées, tout en étant effrayé par les bruits forts qui peuvent déclencher une crise d'angoisse ;
- *ne pas voir*. Il a le regard fuyant, il ne regarde pas autrui tout en étant parfois fasciné par certaines parties du corps (ex. : les mains) ou des parties d'objets qu'il manipule à longueur de temps (ex. : un bouton, un couvercle, une roue de voiture...) ;
- *appréhender le changement*. Par exemple, l'arrivée d'une personne qu'il ne connaît pas ou toute modification de son environnement peut déclencher

---

8 *Le Quotidien du Médecin*, 3 avril 2010.

une crise d'angoisse. Cette crise est caractérisée par des pleurs, des cris, de l'agressivité envers autrui ou envers lui-même (automutilation) ;

- *ne pas vouloir créer de liens*. L'enfant ne tend pas les bras, n'embrasse pas, il refuse le contact.

B Les troubles du comportement

L'enfant autiste manifeste divers troubles comportementaux :

- un *désintérêt* total pour les jouets ou parfois une hyperexcitation pour certains jeux. Par exemple, pour les jeux de mains (qu'il a devant ses yeux) ;
- des *mouvements répétés et stéréotypés* de bras, de mains, de pieds. Par exemple, sa démarche est particulière : il marche sur la pointe des pieds ou il sautille ;
- des *troubles de l'humeur* : il passe facilement du rire aux pleurs sans motif apparent.

C Les troubles du langage

On constate chez l'enfant autiste trois particularités :

- l'*écholalie*. L'enfant répète plusieurs fois le même mot (ou la phrase) qui lui a été dit ;
- l'*absence du « je »*. L'enfant parle de lui à la 2e ou 3e personne (ex. : au lieu de dire : « Je veux dormir », il dit : « Il veut dormir ») ;
- le *retard de langage*. Vers 3 ans, l'enfant ne parle toujours pas.

III. Observation-Réflexion (rôle de l'AMP)

L'AMP veillera à soutenir la famille (sans minimiser les difficultés de l'enfant) et la conseiller (il y a des attitudes à adopter et d'autres à éviter).

A Pour gérer la crise d'angoisse

Il est conseillé de :

- rassurer l'enfant par la parole au cours de la crise ;
- recréer un espace rassurant pour l'enfant après la crise (cadre familier, objet privilégié, musique…).

B Pour prévenir les crises d'angoisse et les accidents

Il faut éviter :

- l'approche de l'enfant de face. Elle peut être vécue par celui-ci de manière intrusive (l'approche dorsale ou sur le côté s'avère plus appropriée) ;

- la présence d'objets dangereux à portée de mains de l'enfant ;
- les changements trop importants de lieux, d'objets, ainsi que les grands espaces.

Il faut déceler les « *signes annonciateurs* » de la crise (ex. : cris importants, tournoiements, automutilation...) et apaiser l'enfant.

Situation L'impact des troubles autistiques sur la famille

Thibault, 7 ans, est accueilli en hôpital de jour depuis 1 an. Après une période d'observation et plusieurs examens, l'équipe médicale pose le diagnostic d'autisme.

Des rencontres régulières sont organisées avec les parents afin que professionnels et famille échangent sur le projet individualisé de Thibault.

Lors d'une réunion, la maman se confie à l'AMP. Elle lui dit être très fatiguée car Thibault ne dort que très peu la nuit. De plus, les parents n'ont pratiquement plus de vie sociale car le comportement de Thibault (automutilation, cris, balancement...) peut faire peur à leurs amis et même à certains membres de la famille. Même faire des courses est devenu impossible, précise le père.

Remarque : Cette situation illustre l'impact que peuvent avoir les comportements autistiques sur la vie familiale, sur son équilibre. L'accompagnement des professionnels doit s'appuyer sur plusieurs axes :

- *un soutien des familles.* Il est important que les familles aient un espace où elles seront entendues par les professionnels. La famille et les professionnels doivent construire ensemble des solutions afin que le quotidien soit plus simple à vivre pour tous ;
- *des méthodes éducatives.* Elles visent un développement global de l'enfant en travaillant plus spécifiquement sur les troubles du comportement.

13 La conduite addictive (alcoolisme, tabagisme, toxicomanie...)

I. Définitions

On appelle conduite addictive un comportement de dépendance ou d'accoutumance.

- La *dépendance* est l'état d'adaptation de l'organisme à une substance toxique, obligeant le sujet à la consommer pour éviter la crise de manque ; la dépendance n'est pas seulement physique, mais aussi psychologique.
- L'*accoutumance* est la tendance du consommateur à augmenter les doses toxiques pour obtenir l'effet désiré.

II. Notions essentielles

A L'alcoolisme

L'alcoolisme est une conduite addictive qui engendre des effets désastreux sur l'organisme. Exemples :

a L'appareil digestif

- L'*œsophage* : inflammation, ulcères ou cancers.
- L'*estomac* : inflammation, ulcères ou cancers.
- Le *foie* : cirrhose (durcissement).

b L'appareil circulatoire

- Les *globules blancs* : pouvoir diminué (l'alcool augmente le risque infectieux).
- Le *cœur* : il s'enrobe de graisse (risque d'infarctus).
- Les *artères* durcissent : l'alcool augmente le risque d'athérosclérose.

c L'appareil nerveux

- *Tremblements* des mains, des lèvres etc...,
- Colère, irritabilité, violence... (60 % des crimes se font sous l'effet de l'alcool...).

B Le tabagisme

Les substances qui entrent dans la composition du tabac sont très toxiques (monoxyde de carbone, nicotine, goudrons...) et nuisibles à tout l'organisme.

a L'appareil respiratoire

- Le *larynx* : laryngites fréquentes.
- Les *bronches* : bronchite chronique.
- Les *poumons* : cancer bronchique. Le risque existe aussi chez le fumeur passif.

b L'appareil circulatoire

- Le *cœur* : maladie coronaire et infarctus.
- Les *artères* : artérite des membres inférieurs.
- Les *globules blancs* : pouvoir microbicide diminué.

c Le fœtus

Augmentation du rythme cardiaque et risque de prématurité aggravé.

C Les toxicomanies (usage de drogues)

Les substances qui entrent dans la composition des drogues sont très nuisibles pour le système nerveux central. Citons quelques exemples :

a Le cannabis

- Euphorie.
- Il provoque divers troubles : diminution de l'attention, somnolence...

b La cocaïne, l'héroïne

- Extase (le flash).
- Elle provoque divers troubles : hallucinations, troubles psychiques (paranoïa), dégradation de l'état général...

III. Observation-Réflexion (rôle de l'AMP)

L'AMP participera à l'application des mesures préventives de ces différentes addictions[9].

A La prévention de l'alcoolisme

Il s'agit de :

- dépister les buveurs excessifs à l'occasion des consultations de la médecine du travail, au moyen de l'alcootest sur la route, etc. ;
- proposer des moyens de désintoxication aux personnes susceptibles d'être dépendantes à l'alcool (cure de sevrage) ;
- interdire de boire de l'alcool sur le lieu de travail ou dans les établissements scolaires ;
- interdire la vente d'alcool aux jeunes de moins de 18 ans, etc.

B La prévention du tabagisme

Il s'agit de :

- *appliquer la loi Évin* : respecter l'interdiction de fumer dans tous les lieux publics (gares, trains, établissements scolaires, grands magasins, bureaux, restaurants, boîtes de nuit, cafés, etc.) ;
- *mettre en place une stratégie complète de lutte contre le tabagisme* :
  - lutter contre la publicité et la propagande en faveur du tabac. Tous les conditionnements de tabac doivent porter la composition, la teneur en nicotine et une mention anti-abus (ex. : « Le tabac tue »),
  - interdire la vente (et si possible l'usage) du tabac aux moins de 16 ans,
  - organiser des campagnes de santé antitabac par tous les moyens médiatiques.

C La prévention de l'addiction aux drogues

La drogue est un poison mortel : il faut à tout prix l'éviter. Les professeurs, les familles, les éducateurs sont les premiers interpellés pour créer un dialogue constructif. Par ailleurs, on doit susciter chez les jeunes des « passions saines » : encore une fois, le sport se place en première ligne.

---

9 Par souci de concision, nous ne donnons dans ce *Mémo-fiches* que quelques exemples. Pour plus de détails et en raison de l'importance du sujet, consulter l'ouvrage de référence.

Il faut aussi informer les jeunes sur l'action des drogues. Cela doit être fait par des personnes en qui ils ont confiance. Tout le monde peut avoir accès au numéro vert (gratuit) de Drogue Info Service : le 113.

Situation Les conduites à risque

David a 16 ans et vient de subir une déception amoureuse. Il a des difficultés à faire face à cette séparation.

Plusieurs comportements alertent ses parents. Ses résultats scolaires ont chuté et depuis quelques semaines, lorsqu'il rentre de ses soirées entre amis, il est très alcoolisé.

Au retour d'une de ses sorties, David est interpellé par la police et est contrôlé en état d'ivresse alors qu'il conduit sa moto. Une « *injonction thérapeutique* » sera posée afin que David règle ses problèmes d'alcool.

Remarque : *Face aux effets délétères de l'alcool, de la drogue, la justice peut proposer comme pénalité une « injonction thérapeutique ». Cette décision remplace la peine judiciaire par une obligation de soins et a pour objectif de décrocher de l'addiction.*

Certains facteurs de risque doivent alerter ; il faut les prendre au sérieux. Exemples :

- *un jeune qui parle de mort, de façon directe ou indirecte ;*
- *un adolescent en position dépressive ;*
- *toutes les conduites à risque, hétéro- ou auto-agressives ;*
- *les tentatives de suicide ;*
- *les histoires familiales difficiles ;*
- *les événements déclenchants de rupture ou de perte : déception sentimentale, décès d'un proche par exemple.*

Le professionnel doit rester vigilant.

14 La socialisation de l'individu

I. Définitions

- La *socialisation* de l'individu est indispensable pour son intégration au groupe social. Elle est faite de nombreux apprentissages.
- Les *relations sociales* sont faites de règles et de contraintes que les individus exercent entre eux. Ces règles sont appelées *valeurs sociales*.

II. Notions essentielles

A Les apprentissages sociaux

La socialisation d'un individu exige de lui qu'il acquière un certain nombre de règles qui lui permettront de vivre dans la société. Certains apprentissages sont indispensables :

- l'*apprentissage d'automatismes gestuels* : par exemple, l'utilisation de couverts pour l'alimentation et l'acquisition de l'écriture ont une signification sociale ;
- l'*acquisition de connaissances* : elles permettent à l'individu de s'intégrer dans un groupe. Ex. : la connaissance des lois d'un pays ou celles propres à un métier sont nécessaires à l'intégration ;
- la *maîtrise de la communication* : chaque groupe social utilise un langage permettant les relations internes du groupe. La maîtrise du vocabulaire est indispensable pour trouver sa place au sein de ce groupe.

B Les rôles sociaux

L'apprentissage du rôle social est capital dans le processus de socialisation. Chaque individu, en fonction du groupe ou des groupes sociaux dans lesquels il est intégré, doit avoir des comportements, des gestes adaptés. Il doit « *jouer son rôle* » social. Un même individu peut avoir plusieurs rôles, qui deviennent tour à tour prépondérants selon le moment. À chaque rôle social correspondent des comportements admis par tous et attendus du groupe.

Exister socialement, c'est avoir des *repères sociaux*, c'est avoir une *fonction sociale* et en accepter les *règles*. La situation sociale détermine à chaque instant nos attitudes et l'attitude d'autrui à notre égard.

C L'influence de la famille sur la socialisation[10]

L'enfant se construit en imitant ou en s'opposant à ses proches. C'est dire l'importance pour lui de vivre dans un milieu où il trouvera l'amour, la fraternité, la tolérance, la compréhension, l'écoute, l'échange, la sécurité et la sérénité. On sait que les enfants qui ont souffert de « *carence affective* » peuvent présenter des troubles psychologiques graves à l'âge adulte.

III. Observation-Réflexion (rôle de l'AMP)

La socialisation serait l'« *intériorisation* » d'habitudes sociales relevant d'un « *apprentissage* » en vue de l'ajustement aux autres membres du groupe. Certaines personnes peuvent être rejetées de ce groupe ou s'en exclure elles-mêmes. Les professionnels devront tout mettre en œuvre pour prévenir le *processus de « dyssocialité »* :

- la *socialisation* d'un individu n'est pas autre chose qu'une « *acculturation* », c'est-à-dire l'*adaptation* à un milieu culturel et à ses habitudes, que sont les modes de pensée, les façons d'agir, les règles, les valeurs (*cf.* Fiche 15). Ex. : un jeune peut contester ou refuser l'ensemble (ou certaines) des habitudes sociales du *groupe social* auquel il appartient. Il ne peut pas ou ne veut pas « s'intégrer ». De ce fait, il vivra une « dyssocialité », c'est-à-dire une désadaptation qui le mettra en marge du groupe et pourra même entraîner son exclusion ;
- la *délinquance*, la *marginalisation* et l'*exclusion* sont également des conséquences d'une désadaptation culturelle (*cf.* Fiche 16).

10 Pour plus de détails, consulter le *Guide AP*, de J. Gassier, Elsevier Masson, 2013.

Situation De la situation sociale aux rôles sociaux

Pour présenter sa « *situation sociale* », Apolline nous dit : « J'ai 26 ans, je suis mariée avec un enfant, je suis AMP depuis deux ans et je travaille à l'hôpital de Toulon (assistance publique). Je fais partie du syndicat B et de l'association sportive du personnel paramédical et social ».

Remarque : D'après la « *situation sociale* » (très complète) qu'Apolline a exposée ci-dessus, nous pouvons en déduire ses différents « *rôles sociaux* » et les *qualités humaines* qui y sont associées.

Tableau 1.2. **Les rôles sociaux et qualités humaines liés à la situation sociale d'Apolline.**

Situation sociale	Rôles sociaux (*qualités humaines*)
Mère de famille, épouse	Protection, maternage, partage, échanges, éducation…
AMP	Dévouement, sens social, observation relationnel +++
Sportive	Esprit d'équipe, participation, volonté, persévérance…
Syndicaliste	Capacité de négociation, d'écoute d'autrui, de participation, de communication orale…
Membre d'une association	Esprit de Coopération, sens social, relationnel, entraide (disponibilité)…

15 L'influence culturelle, les habitudes intégrées

I. Définition

La culture est l'ensemble des valeurs et des comportements intégrés par l'individu au cours du « *processus de socialisation* ».
La culture est une construction humaine. Toutes les sociétés élaborent leur propre culture à partir des contextes historiques, géographiques, économiques.

II. Notions essentielles

A L'influence du « milieu culturel »

On sait, par expérience, qu'un enfant adopte très tôt le comportement de son milieu socioculturel. Il s'adaptera difficilement à un « autre milieu » (s'il est très différent de celui de sa famille). Plus l'influence socioculturelle sur l'enfant est précoce, plus elle est efficace, et *vice-versa*.
Les jeunes adoptent souvent très tôt des « *modes culturelles* » dans le but de :

- renforcer leur appartenance au « groupe » ;
- s'émanciper à l'égard de leur famille et trouver leur propre identité.

Les goûts vont-ils beaucoup évoluer au cours de la vie ? Force est de constater que, dans le domaine culturel au sens large, une autre cassure s'opère en fonction du milieu social d'origine. Chaque génération adopte des goûts en fonction de son milieu social. Notons aussi l'influence des médias (presse, télévision…) sur ce conformisme social.

B Les inégalités culturelles

Les inégalités culturelles s'expliquent par :

- les déficiences du milieu social et de l'éducation reçue depuis l'enfance ;
- les conditions de vie et de travail difficiles ;
- l'abrutissement médiatique.

C Les habitudes, les rites sociaux

Le fait de vivre dans un certain groupe social représente une somme considérable « *d'habitudes intégrées* ». Ces habitudes enracinées constituent en fait la « *socialisation* » de l'être. Les habitudes sont si bien intégrées qu'elles orientent toutes nos conduites.

D Les religions, les idéologies, les valeurs

Les religions et les valeurs font partie des habitudes sociales, c'est-à-dire des habitudes de pensée. Il est fréquent qu'un individu adopte la même religion et les mêmes valeurs que ses parents ; il peut cependant les rejeter.

III. Observation-Réflexion (rôle de l'AMP)

Être un « *être social* », avoir des habitudes et les avoir bien intégrées n'exclut pas l'esprit critique. Il est au contraire vivement conseillé de développer ou d'adopter cette forme de réflexion.

Il ne s'agit pas d'un esprit de dénigrement, mais d'un esprit de discernement. Savoir discerner le *bon* du mauvais et le *vrai* du faux au cours de notre vie sociale est une preuve d'intelligence et de liberté.

Il faut se souvenir que, dans certains domaines de la vie sociale, l'esprit critique est une *bonne habitude sociale* et plus particulièrement dans les domaines de la santé et de la moralité. Cela force l'individu à se poser de vraies questions devant les habitudes imposées par le groupe social. Car le danger qui guette l'individu à l'ère des *mass media*, c'est celui de la manipulation des esprits. Ainsi, si certains ont tendance à plier leurs mœurs au « qu'en-dira-t-on ? », il faut leur apprendre que :

- un slogan n'est pas une *idée* ;
- un acteur n'est pas un *modèle de vie* ;
- un chanteur n'est pas un *maître à penser*, etc.

Situation Mathieu et son nouveau groupe d'appartenance

Mathieu a 14 ans, il a perdu sa mère depuis quelques mois. Son père est inquiet car son fils s'isole de plus en plus. Il s'enferme dans sa chambre afin de regarder la télévision.

Mathieu dit : « Ça me fait du bien, je pense à autre chose. La vraie vie, c'est trop dur ».

Son père, aux prises avec sa propre tristesse, ne mesure pas la difficulté de son fils. Mais, très rapidement, Mathieu ne va plus au collège et passe ses journées au sein d'un groupe qui s'identifie aux héros des séries télévisées.

Mathieu ne fait plus rien sans ses « nouveaux amis » et ne vit plus qu'à travers les principes de ce groupe.

Son père ne sait plus quoi faire face aux agissements de son fils qui semble comme « hors réalité ».

Remarque : *Cette situation illustre l'influence du groupe sur l'individu, d'autant plus lorsque la personne est en situation de fragilité.*

Il est important pour le professionnel d'évaluer :

- l'impact des « blessures sociales » sur l'individu, sa vulnérabilité ;
- l'impact du stress sur le moral de la personne ;
- la capacité d'adaptation et de réadaptation après un traumatisme social.

Le professionnel veillera alors à :

- identifier les besoins de la personne ;
- aider la personne ;
- apporter une réponse à ses besoins, ou orienter la personne vers des spécialistes capables de l'aider dans une période difficile (ex. : psychologue, psychiatre...).

16 L'inadaptation sociale et ses conséquences (marginalité, délinquance)

I. Définition

S'intégrer signifie *entrer, être accepté par...* (ici par le groupe social), aller vers d'autres, vers quelque chose de commun. Il s'agit donc d'une action qui n'a jamais fini de s'activer, de s'approfondir, qui se développe dans un contexte culturel.

La société facilite l'*insertion* de l'individu dans le groupe si celui-ci le souhaite, dans la mesure où le plan de vie du groupe correspond au sien.

Le fait de pouvoir participer à la « *vie du groupe* » est un moyen de s'y sentir intégré. C'est facile pour certains et plus difficile pour d'autres, qui « décrochent » du groupe et se marginalisent. D'autres en sont carrément exclus.

II. Notions essentielles

A Les facteurs d'adaptation de l'individu

Pour s'adapter à une situation, il faut avoir les atouts suivants :

a Une base de socialisation

Pour se sentir bien dans un milieu social, il faut (comme dans une maison) avoir ses *repères*.

Une bonne « socialisation » dans l'enfance, le soutien d'un groupe social, familial, développent la faculté d'adaptation.

b Un plan de vie

C'est avoir une notion du temps (et de l'avenir) qui fait que la vie ne se conjugue pas seulement au présent et aux projets à court terme. Les professionnels constatent chez les dyssociaux l'absence d'*horizon temporel* (c'est une cause importante d'échec de socialisation).

B La marginalité, l'exclusion

a Les facteurs de marginalisation

Ils sont nombreux. Citons-en quelques-uns :

- la maladie, l'infirmité, la vieillesse ;
- les déficits mentaux et moteurs, le handicap ;
- l'absence de racines (géographiques, familiales, culturelles, etc.).

b Les facteurs d'exclusion

Certains membres des groupes sociaux ont parfois des difficultés pour s'intégrer (ou se réintégrer) dans le groupe social, ils sont (ou se sentent) exclus du groupe. Citons :

- les nouveaux habitants dans un village, les immigrés dans les villes ;
- les apprentis dans les milieux professionnels ;
- les chômeurs, etc.

C La délinquance

Un individu qui transgresse par ses comportements les normes de son groupe, entre dans la délinquance. Le délinquant se forge une manière très personnelle d'agir et de penser. En effet, ses délits sont pour lui sa norme ; ils ne sont des délits que pour ses victimes !

L'origine de la délinquance peut être due à différents facteurs :

- l'immaturité de la personnalité ;
- des difficultés à s'identifier à un groupe ;
- l'absence de relations sociales ou affectives satisfaisantes ;
- l'incapacité à se situer dans un rôle social ;
- l'absence ou la démission des parents, et le manque d'apprentissage précoce des valeurs et normes sociales, etc.

D Les blessures sociales

La socialisation d'un individu n'est pas uniquement l'apprentissage du répertoire de conduites jugées acceptables par le groupe social, elle est surtout l'aptitude continue à l'adaptation. Mais des « *blessures sociales* » peuvent survenir, auxquelles nous réagissons tous différemment (*cf.* Situation).

III. Observation-Réflexion (rôle de l'AMP)

Pour s'adapter aux changements, des trésors d'énergie doivent être déployés. Or l'énergie trouve le plus souvent sa source dans l'intérêt qu'on porte à autrui et qu'autrui vous porte. Le *moteur existentiel*, c'est souvent autrui qui nous le fournit.

Dans le plan de vie, c'est l'amour ou l'amitié qui aide à avancer, à lutter.

Toutefois, malgré les multiples efforts de l'individu, l'insertion sociale est loin d'être rectiligne. Ainsi, la société ne se laisse pas *intégrer* ni *habiter passivement* ; les êtres humains cherchent toujours à s'affirmer contre les autres.

Enfin, les échecs, les déceptions, les injustices sont considérés comme des « *freins* » à l'insertion de l'individu, et l'individu doit résister, se renforcer, et poursuivre sa route. L'individu doit constamment remporter des victoires de façon à prouver qu'il est « capable ».

Situation **Le quotient SA de M. C.**

M. C. a aujourd'hui 50 ans et nous dit qu'il a eu « deux vies ». Lors de sa première tranche de vie, il réussissait tout : ses examens, son entrée dans la vie professionnelle, son mariage, sa vie de famille ; et lors de sa deuxième tranche de vie, M. C. nous raconte « *qu'il a plongé* ». Il a subi plusieurs *accidents sociaux* : il a été licencié, le chômage a duré 3 ans et a déclenché « *son entrée dans l'addiction* » (l'alcool, la drogue, le jeu...). Un divorce est venu compléter le tableau déjà bien noirci de cette tranche de vie, et M. C. a « *sombré* ».

M. C. n'a pas eu la capacité de les surmonter. Son quotient SA de *socialisation-adaptation* était médiocre (*cf.* Figure 1.4).

Remarque : Après certains accidents sociaux, l'individu ressent un véritable *traumatisme social* (TS) auquel il peut réagir sur deux modes :

- les réactions sur le *mode négatif* : l'individu peut refuser le changement par la fuite, la ruse, l'agressivité, la démission, l'entrée dans « l'addiction » (drogue, alcool, etc.) ;
- les réactions sur le *mode positif* : l'individu peut adopter un comportement dit « d'adaptation au changement » (dont nous avons vu précédemment les facteurs). Il existe, pour chacun de nous, un « *quotient de socialisation et d'adaptation* » (quotient SA). *Cf.* Figure 1.4.

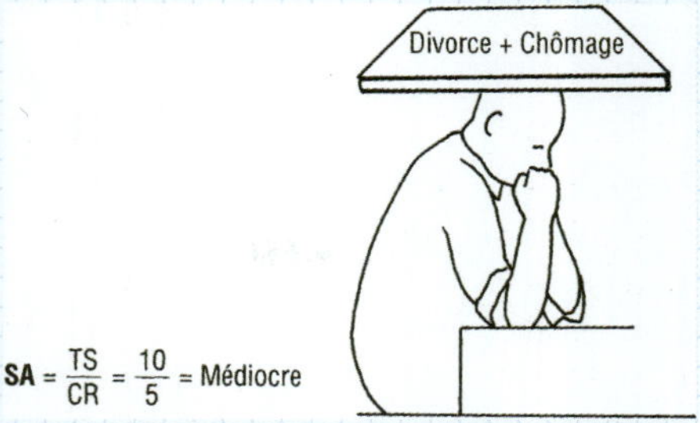

Figure 1.4. **Le quotient SA** est le rapport entre la somme des *traumatismes sociaux reçus (TS) et la capacité de résistance* de chaque individu (*CR*). Exemple : quotient SA de Monsieur C.

DOMAINE DE FORMATION 2

L'accompagnement éducatif et l'aide dans les actes de la vie quotidienne

17 La classification des besoins fondamentaux

I. Définition

On appelle besoins fondamentaux les besoins essentiels à l'être humain. Ils peuvent être répartis en deux grandes catégories : les besoins *organiques* et les besoins *psychologiques*. Toutefois, ils sont intriqués les uns aux autres et la non-satisfaction d'un besoin organique aura des effets sur le psychisme de l'individu.

II. Notions essentielles

La classification des besoins rédigée par l'infirmière américaine Virginia Henderson est la plus utilisée par les professionnels de la santé et du social.

A Respirer

La respiration est un phénomène qui permet un apport d'oxygène (O_2) destiné à assurer la vie des cellules du corps et un rejet de dioxyde de carbone (CO_2), déchet de l'organisme.

B Boire et manger

Boire et manger, c'est apporter de l'eau et des aliments en quantité et en qualité nécessaires à notre organisme. C'est satisfaire un besoin vital.

C Éliminer

L'élimination est le phénomène qui permet d'évacuer les déchets de l'organisme (par voie urinaire, intestinale ou cutanée). C'est une fonction vitale.

D Se mouvoir et maintenir une bonne posture

L'individu doit pouvoir se mouvoir, c'est-à-dire se déplacer, marcher, courir, pour accomplir les activités de sa vie quotidienne.

E Dormir et se reposer

Le fait de dormir et de se reposer permet à l'organisme d'éliminer la fatigue physique et psychique accumulée durant la journée. Ainsi, l'organisme se régénère, c'est une fonction vitale.

F Se vêtir et se dévêtir

D'une façon quotidienne, nous disons que se vêtir c'est s'habiller (le matin), et se dévêtir c'est se déshabiller (le soir).

G Maintenir la température du corps dans les limites de la normale

Maintenir le corps à une bonne température est une nécessité pour conserver santé et bien-être.

H Être propre, soigné et protéger ses téguments

- *Être propre* : c'est assurer l'hygiène corporelle élémentaire.
- *Être soigné* : c'est apporter des soins supplémentaires ou des raffinements esthétiques (soigner son aspect, sa tenue, etc.).
- *Protéger ses téguments* : c'est veiller à l'intégrité de la peau, des ongles, des cheveux et leur apporter les soins en conséquence.

L'ensemble de ces soins est destiné à apporter un bien-être physique et psychologique.

I Éviter les dangers

Éviter les dangers, tant physiques que psychologiques, n'est pas une tâche facile, mais il faut essayer de prendre les mesures nécessaires pour protéger au maximum l'intégrité de notre corps et préserver notre état de santé.

J Communiquer avec ses semblables

Communiquer, c'est établir des liens affectifs ou relationnels significatifs avec d'autres personnes.

K Agir selon ses croyances et ses valeurs

Agir selon ses croyances et ses valeurs, c'est pouvoir se comporter d'une manière cohérente avec ce que l'on estime être *bien*, *beau* et *vrai* (valeurs). C'est se sentir en accord avec soi-même.

L S'occuper en vue de se réaliser

S'occuper pour se réaliser : c'est se trouver des « moyens » pour se sentir utile.

M Se recréer

Se recréer, c'est avoir des activités procurant du plaisir (ex. : le mot « récréation » à l'école).

N Apprendre

Apprendre, c'est maintenir en éveil son activité intellectuelle, sa curiosité naturelle.

III. Observation-Réflexion (rôle de l'AMP)

Les quatorze besoins décrits n'ont aucune hiérarchie entre eux, ils sont tous importants et interactifs. Si l'un des besoins n'est pas satisfait, il peut entraîner des dépendances dans un autre besoin :

- *l'insatisfaction de ces besoins* se traduit par des émotions, classées en différents sentiments de base (ex. : tristesse, colère, anxiété), ou peut entraîner des troubles psychologiques à l'origine de certains troubles physiques et physiologiques (ex. : anorexie, énurésie, insomnie, obésité, etc.) ;
- *à l'inverse, la satisfaction de ces besoins* peut procurer joie, calme, paix, attachement.

L'AMP individualise ses actions par des soins adaptés à la situation des personnes aidées. Elle intervient lorsque la personne ne peut satisfaire un ou plusieurs de ses besoins et assiste cette personne dans l'accomplissement des actes de la vie quotidienne. Cette intervention diffère d'une personne à une autre, mais n'oublions pas que le résultat obtenu doit être l'amélioration ou le maintien de l'autonomie.

Les grands théoriciens ont basé leurs concepts de soins sur l'observation de l'être humain. Virginia Henderson demandait à ses élèves infirmiers d'imaginer une « journée comme les autres », pour en déduire le bien-fondé de sa théorie sur les besoins fondamentaux de la personne. Nous allons la suivre dans cette démarche (*cf.* Situation).

Situation Les besoins de Justine

Justine (AMP, 30 ans) prend son petit-déjeuner à 7 h 30, fait sa toilette, puis s'habille. Ensuite, elle emmène à 8 h ses enfants à l'école. Ensuite, elle court pour attraper le bus qui la conduit à son travail (hôpital). Vers 13 h, elle fait une pause pour le repas, puis remonte rapidement dans le service.

Justine est heureuse, elle apprécie son métier qui répond à son tempérament, à ses goûts. Le soir, elle est fatiguée, mais elle prend le temps de faire quelques courses pour le repas, qu'elle partage avec son mari et ses enfants.

Après le repas, c'est l'heure de la lecture, souvent à caractère religieux (Justine est très croyante), puis elle se couche tôt, comme d'habitude !

Remarque : Au cours de sa journée, Justine a satisfait de nombreux besoins fondamentaux. Si nous reprenons une à une les actions de sa journée, nous constatons que ses besoins s'expriment dans des dimensions à la fois *psychologiques*, *biologiques*, *sociologiques*, *spirituelles* et *culturelles*.
Chacun a vécu cela en fonction de sa situation sociale, familiale, professionnelle et de ses traditions, qui font de chacun de nous des *êtres uniques*.
La satisfaction de nos besoins ne représente pas seulement une nécessité vitale, mais une *énergie vitale* qui nous aide à acquérir les capacités et compétences pour accomplir certaines tâches quotidiennes.

18 Les besoins spécifiques de la personne âgée

I. Définition

La personne âgée est une personne qui subit les effets du *vieillissement*, ses organes sont donc fragilisés et son autonomie souvent altérée. La personne âgée a donc des besoins particuliers (spécifiques) et, en conséquence, a souvent besoin d'être « aidée ».

II. Notions essentielles

L'aide apportée par l'AMP pour répondre aux besoins de la personne âgée concerne quatre grands domaines.

A L'aide à la motricité

Lorsqu'il y a atteinte à la motricité, l'autonomie d'une personne âgée est toujours gravement altérée. En effet, la plupart des actes de la vie courante exigent un minimum de mobilité. C'est le cas lors des actes d'hygiène, d'élimination. Être autonome, c'est pouvoir se déplacer d'un point à un autre sans risque, utiliser des objets et effectuer certains gestes, sans gêne ni douleur.

B L'aide à l'élimination et la prévention de l'incontinence

L'incontinence est vécue par les personnes âgées comme une véritable humiliation. De ce fait, des équipes ont mis au point des protocoles de lutte contre l'incontinence, car elles ont remarqué que toutes les personnes âgées présentées comme incontinentes, ne le sont pas toujours, ou le sont temporairement.

C L'aide à l'autonomie

L'AMP a des rapports privilégiés avec les personnes âgées, du fait des contacts fréquents et prolongés avec elles. Lorsqu'un projet d'aide à l'autonomie est déterminé par une équipe, les AMP ont un rôle primordial d'aide à l'autonomie. Dans son action auprès de la personne âgée, l'AMP doit lui redonner confiance dans ses possibilités et valoriser son image auprès des autres et auprès d'elle-même.

D L'aide à la nutrition et à l'hydratation

L'AMP doit, au sein de l'équipe, stimuler l'intérêt des personnes pour la nourriture et les aider dans la prise du repas. L'AMP doit aussi prévenir la *déshydratation*, car c'est un trouble grave. Les personnes âgées perdent souvent la sensation de soif ou l'envie de boire. Cette situation est aggravée par certaines maladies (diabète, maladies neurologiques).

III. Observation-Réflexion (rôle de l'AMP)

L'AMP veillera à :

- stimuler l'autonomie si la personne en a les capacités, si elle est encore valide ;
- *proposer des aides techniques* pour la motricité qui aident et rassurent la personne âgée (ex. : déambulateur, barre d'appui, etc.) ;
- *la stimuler*, *l'encourager*, lui donner confiance, aider la personne à rétablir des relations avec les autres ;
- installer *confortablement* la personne âgée aux toilettes, être discrète et *respecter sa pudeur* (elle peut être gênée, bloquée par trop d'assistance) ;
- lui laisser le temps d'uriner : chez la personne âgée, le déclenchement de la miction n'est pas toujours immédiat ;
- surveiller les quantités de boissons absorbées, mais tenir compte des besoins d'hydratation de la personne.

En collaboration avec l'équipe, l'AMP veillera aussi à :

- vérifier les *menus en fonction du régime* de la personne (lui expliquer pourquoi certains aliments sont déconseillés par le médecin) et de ses goûts ;
- assurer la *bonne installation* de la personne (au lit ou au fauteuil), protéger préalablement le lit et la personne (mettre la serviette) et aider la personne à manger si besoin (couper la viande, etc.) ;
- *dédramatiser les petits accidents* (aliments tombés au sol, problèmes d'incontinence, etc.) ;
- établir une « grille mictionnelle » selon consignes (*cf.* Situation).

Situation La surveillance de l'élimination de Mme A.

Mme A. est âgée de 82 ans et a des problèmes urinaires. Elle souille souvent sa protection et cette pathologie la « gêne » à la fois au niveau du confort et du relationnel. Elle refuse souvent les sorties en groupe car elle appréhende les odeurs nauséabondes dont elle serait à l'origine.
Jane (AMP) s'occupe de Mme A. quelques heures par semaine. Elle l'aide psychologiquement par de nombreux encouragements verbaux. De plus, elle a entrepris une *rééducation mictionnelle* (à la demande de l'IDE et du médecin).
Voici le résultat de la journée de jeudi, après trois mois d'essais prometteurs.

Tableau 2.1. La surveillance de l'élimination de Mme A.

Jeudi 15 juin	Mme A. a uriné	Observations de l'AMP
8 h 30	sur sa protection	urines de la nuit
11 h	aux WC	Mme A. a pu se retenir
14 h	sur sa protection	n'a pu se retenir (n'a pas senti le besoin), avait bu 2 verres d'eau à 12 h
17 h	aux WC (peu d'urines)	Mme A. n'avait pas envie d'uriner
20 h	aux WC (urines ++)	Mme A. avait envie d'uriner

Remarque : *La « grille mictionnelle » permet d'évaluer l'importance de l'incontinence, ses variations et l'évolution de la rééducation, afin de transmettre des informations au médecin. La rééducation de l'incontinence est contraignante pour les personnes âgées, mais elle est indispensable pour améliorer les conditions de vie et d'autonomie des personnes âgées.*
La mise en route d'une évaluation de l'élimination ne justifie pas une restriction hydrique ; la personne âgée a besoin d'être hydratée. L'AMP doit :
- *vérifier que la personne a toujours de l'eau à portée de main et proposer des boissons en cours de journée (eaux minérales variées, thé, etc.) ;*
- *dépister les* risques de dénutrition *de la personne âgée ;*
- *proposer du matériel permettant à la personne de boire seule : verre à pied, canard, paille.*

19 Les besoins spécifiques de la personne handicapée

I. Définition

La personne handicapée est une personne qui a de nombreuses déficiences et a donc des besoins particuliers (spécifiques) qui doivent être pris en compte et satisfaits.

II. Notions essentielles

A Le besoin d'autonomie, de respect et d'aide

Les personnes valides sont généralement animées de bonnes intentions, mais souvent leurs réactions sont maladroites. Elles cherchent à « agir à la place », à assister. Elles renvoient à la personne handicapée un sentiment de pitié et de compassion difficile à accepter.

B Le besoin d'être intégré(e)

L'intégration consiste à reconnaître la différence pour « vivre ensemble ». Il ne suffit pas de mettre une personne atteinte d'un handicap au sein d'un groupe, pour qu'il y ait intégration. Une intégration véritable est un processus d'adaptation, de reconnaissance réciproque.

C Le besoin relationnel

Les personnes handicapées disent que très souvent elles doivent faire le premier pas pour susciter un échange, pour créer des liens. Ainsi, les personnes valides doivent leur offrir une écoute active, c'est un moyen de mieux comprendre le « vécu » de ces personnes et de mieux répondre à leur attente.

D Le besoin de loisirs

La paralysie interdit parfois toute activité manuelle (telle que la peinture, le bricolage ou le jardinage). Ainsi, il est très difficile de savoir quelle est la part des loisirs pour une personne lourdement handicapée et qui ne travaille pas. Il faudrait privilégier les sorties au cinéma, au restaurant ou dans les musées, car ce sont des loisirs à part entière. Soulignons toutefois leur limitation liée aux difficultés de déplacement et à l'inaccessibilité de certains lieux publics.

III. Observation-Réflexion (rôle de l'AMP)

La personne handicapée peut avoir besoin à tout moment d'une aide extérieure ou d'une intervention d'urgence. Elle doit donc pouvoir appeler une *tierce personne*. On appelle *tierce personne* celle qui s'occupe en permanence ou en alternance d'une personne en situation de handicap. Cette personne l'aidera à effectuer les gestes de la vie courante et veillera à sa sécurité.
Selon les consignes, il est vivement conseillé à la tierce personne d'installer :

- un interphone reliant la chambre de la personne handicapée à la sienne ;
- un appareil de « perte de verticalisation » qui, lorsque la personne est assise, avertit l'aide en cas de chute. La possession d'une telle installation est vitale et ne doit pas être négligée. Au sein de l'équipe, l'AMP veillera à le recommander.

Situation **Les contraintes liées au handicap de Sarah (tétraplégique)**

Sarah (28 ans) est devenue tétraplégique à la suite d'un accident de voiture il y a deux ans. Il s'agit d'un handicap très invalidant puisque beaucoup de déficiences y sont associées ; en particulier une déficience motrice, une perte de la sensibilité, l'absence de contrôle des sphincters, une déficience de la sexualité et en conséquence un état de *dépendance totale*. De ce fait, Sarah n'a plus le même vécu que ses amis dont le nombre s'est réduit au fil du temps et Sarah fait face, avec beaucoup de courage, à toutes les contraintes qui « handicapent » sa vie quotidienne. Par exemple, Sarah :

- est contrainte de surveiller ses rythmes, ses positions (alternance de la position assise et couchée), son état cutané, son alimentation ;
- est astreinte à utiliser un certain nombre de matériels (dont elle ne peut plus se passer) ;
- a des difficultés matérielles dès lors qu'elle décide de sortir de chez elle (par le manque d'accessibilité) ;
- est dépendante d'autrui pour se lever, se laver, manger, faire ses besoins, etc.

Par ailleurs, Sarah souffre beaucoup du regard et de l'attitude des personnes valides : « Je les comprends, j'étais comme elles avant ! » Notre regard est toujours attiré par la « *différence* ». Un enfant réagit différemment, car il verbalise spontanément : « Pourquoi es-tu dans un fauteuil roulant ? », « Pourquoi ne marches-tu pas ? », « Où as-tu mal ? », et le dialogue s'installe plus facilement.

Remarque : Cette situation illustre les *besoins fondamentaux* de la personne handicapée, et en particulier :

- le besoin de se mouvoir et d'être autonome ;
- le besoin de se reconstruire psychologiquement : faire des projets, se réaffirmer en faisant des études, des voyages, en rencontrant des amis ;
- le besoin d'être assistée, aidée ; d'où l'intérêt de prévoir une assistance humaine ou technique (ces deux formes d'aides sont nécessaires et complémentaires). La personne pourra ainsi satisfaire ses besoins d'hygiène et de confort au quotidien.

Pour éviter tout état de dépression à la personne, il faut l'aider à construire un projet de vie.[11]

11 En établissement, le projet de vie est établi pour et par le patient, avec l'équipe.

20 L'analyse de la situation d'une personne et la démarche d'action (DDA)

I. Définition

L'analyse de la situation d'une personne vise à évaluer objectivement un ensemble d'informations la concernant afin de déterminer la cause de son (ou ses) problème(s), et d'y apporter une solution.
Afin d'observer et d'analyser les besoins de la personne dans différentes situations, nous utilisons la *méthodologie de la démarche d'action ou d'aide (DDA)*. Elle est structurée par étapes sur les mêmes principes que la démarche de soins (DDS), utilisée par les soignants.

II. Notions essentielles

A Les principes de la DDA

L'AMP veillera aux points suivants :

a S'informer sur la personne à aider

L'AMP doit recueillir des informations (données) pertinentes sur la personne à accompagner, afin de mieux la connaître.

b Identifier les besoins fondamentaux de la personne

L'AMP doit savoir rechercher la nature des besoins fondamentaux de la personne. Il s'agit de besoins vitaux. S'ils sont insatisfaits, ils ont des incidences néfastes sur l'évolution de son état.

c Analyser les besoins de la personne et proposer des solutions adaptées

L'AMP saura analyser les besoins de la personne afin de les satisfaire et de proposer des solutions adaptées (solutions alternatives s'il y a lieu).

d Intervenir en adaptant son attitude à l'évolution de l'état de la personne

L'AMP doit pour cela faire preuve d'*attention* : elle doit savoir *observer* la personne dans son environnement.

e S'organiser dans l'espace et dans le temps

L'AMP doit savoir *planifier* son action dans l'espace (le lieu) et dans le temps (la journée, la semaine).

f Travailler en équipe et faire des transmissions

Une démarche d'action bien ordonnée suscite une coopération entre les membres d'une équipe. Cela permet d'offrir à la personne aidée une *continuité* d'aide.

g Faire son auto-évaluation

L'AMP doit savoir évaluer son action à court et à long terme afin de s'améliorer.

B Les cinq étapes de la DDA[12]

La mise en œuvre d'une action évolue en cinq étapes. Il s'agit de :

- collecter les données ;
- identifier les besoins fondamentaux et les analyser ;
- organiser le soin ou l'action et préparer le matériel ;
- réaliser le soin ou l'action selon une technique précise ;
- s'auto-évaluer après l'action.

III. Observation-Réflexion (rôle de l'AMP)

La DDA est la meilleure base de réflexion pour une action efficace. Le stagiaire AMP présente sa DDA dans le cadre d'une mise en situation professionnelle. Il doit faire la démonstration de ses capacités :

- à collecter des informations ;
- à observer une situation ;
- à identifier des problèmes ;
- à organiser une action ;
- à définir des priorités et à travailler en équipe (en cohérence avec d'autres intervenants).

12 Par souci de concision, nous ne détaillerons pas ici les différentes étapes. Pour plus de détails, se référer au livre de référence.

Situation Mise en situation pratique

En tant qu'AMP, vous prenez en charge vers 15 h, après la sieste, M. V. (70 ans), atteint d'une sclérose en plaques, dépendant et incontinent.

Vous réalisez la démarche d'action (DDA) et vous réalisez un soin d'hygiène et de confort (change de la protection) pour cette personne.

Remarque : La DDA se déroule en cinq étapes. Le stagiaire AMP va détailler sa façon de procéder à chacune de ces étapes, et personnaliser son action.

- *Première étape : l'AMP recueille des informations sur M. V.*

Il collecte ses informations (afin de mieux connaître M. V.) dans le « dossier de prise en charge » du service.

- *Deuxième étape : l'AMP procède à l'étude des besoins fondamentaux*

Il indique quels besoins de M. V. sont satisfaits et quels besoins sont insatisfaits ou perturbés. Il doit aussi préciser son rôle, c'est-à-dire la réponse à apporter aux besoins ou habitudes de vie de M. V.

- *Troisième étape : l'AMP organise l'action*

Afin d'effectuer une action ou un soin de qualité, il faut connaître la technique de celui-ci et les précautions particulières à prendre. Pour ce faire, il faut préciser ses différentes caractéristiques et ensuite procéder à sa préparation en posant les questions fondamentales (il est conseillé d'utiliser le QQQOCP[13]).

- *Quatrième étape : réalisation de l'action et transmissions*

La mise en œuvre de l'intervention, c'est l'action elle-même avec la prise en compte de certaines précautions.

En fin d'action, l'AMP transmet les informations et écrit sur le cahier de liaison : « M. V. le 4 janvier à 16 h » :

- toilette génito-anale ;
- change : une selle liquide (malodorante).

- *Cinquième étape : l'AMP fait l'auto-évaluation de l'action*

L'AMP se pose les questions suivantes :

- *mes capacités gestuelles* ont-elles assuré la sécurité de la personne ? l'hygiène ? le confort (+ la pudeur) ? l'économie du matériel ? l'efficacité ? l'ergonomie ?
- *mes capacités relationnelles* ont-elles assuré le respect de la personne ?

---

13 Méthode mnémotechnique qui consiste à préciser le Qui ? Quoi ? Quand ? Où ? Comment ? Pourquoi ? d'une action (ou intervention) à accomplir.

21 Les règles de l'hygiène corporelle

I. Définition

L'hygiène corporelle vise à assurer la propreté du corps. Elle comprend *différentes pratiques* (dont la douche ou la toilette au lit). L'objectif étant d'assurer le *bien-être* et le *confort* de la personne, sans oublier le *relationnel*. Par exemple, l'AMP doit utiliser les actes de soins pour redonner confiance à la personne, pour valoriser son image.

II. Notions essentielles

A L'aide à la toilette au lit

L'AMP veillera à :

- informer préalablement la personne du déroulement du soin et s'informer de ses goûts, de ses habitudes ;
- préparer le matériel avec elle ou devant elle ;
- lui faire apprécier la température de l'eau ou du local, prendre soin (lors du déshabillage) de ses objets personnels (montre, lunettes) ;
- rassurer la personne au cours du soin en lui parlant, en lui expliquant les « étapes » du soin ;
- stimuler l'autonomie (selon les capacités de la personne) ;
- respecter la pudeur lors de la toilette intime (*cf.* ci-après) ;
- solliciter la personne sur son ressenti, être à l'écoute, valoriser son image ;
- noter les progrès de la personne, le comportement (paroles et attitudes), les incidents éventuels et les informations apprises pendant la relation ;
- si la personne est valide, l'accompagner jusqu'à la douche et l'aider au cours de cette pratique d'hygiène, qui sera programmée selon les habitudes de la personne qu'il faut impérativement respecter.

B L'aide à la toilette génitale

Tout comme la toilette corporelle, la toilette génitale relève le plus souvent des compétences de l'infirmier. Toutefois, l'AMP peut être amené à aider ou à conseiller la personne pour ce soin. Il doit donc connaître le déroulement et les principes de cette toilette qui visent à assurer l'hygiène et le confort quotidien de la personne. L'AMP doit :

- informer la personne du soin, l'installer confortablement ;
- veiller à ce que personne n'assiste à ce soin, fermer portes et fenêtres, respecter la pudeur.

C L'aide à l'habillage

Pour tout individu, pouvoir « choisir ses vêtements et s'habiller » est un acte d'affirmation de soi. Il est à encourager pour toutes les personnes aidées. L'AMP veillera à :

- *stimuler* la personne, *organiser* sa garde-robe ;
- *vérifier* l'état des vêtements afin de réajuster avec la famille (si besoin) ;
- *valoriser l'image de la personne* en lui proposant un miroir, en la complimentant sur sa tenue (que l'AMP appréciera et que d'autres personnes sauront également apprécier) ;
- parler avec elle du *choix des vêtements*, de l'intérêt des vêtements faciles à enfiler, etc. ;
- prendre en compte ses remarques, ses demandes et les transmettre si nécessaire à la famille ou à l'équipe.

III. Observation-Réflexion (rôle de l'AMP)

L'hygiène corporelle assure le bien-être et le confort de la personne. L'AMP veillera à ce qu'elle soit assurée chaque jour avec le plus grand respect de la personne et en particulier le respect de sa pudeur. Nous avons démontré :

- comment l'AMP peut utiliser les actes de soins à la personne comme un *support de relation* et la relation comme une aide à la réalisation de ces actes de soins ;
- le rôle important que peut jouer l'AMP auprès de la personne lors des soins, pour lui redonner confiance en elle, pour *valoriser* son image et pour *stimuler son autonomie*.

Situation L'aide apportée par Maryse (AMP) à Mme D.

Maryse (stagiaire AMP dans une maison de retraite) aide le personnel à assurer les soins d'hygiène corporelle à Mme D. (personne alitée de 84 ans). Elle constate que Mme D. attend avec impatience ce moment de la journée. C'est pour elle un rare moment d'échanges relationnels dont elle a particulièrement besoin. Maryse s'informe de la santé et du ressenti de la personne et sait lui proposer des petits « plus », tels que le massage ou la friction à l'eau de Cologne, qui font dire à Mme D. : « Je me sens beaucoup mieux ! ». Maryse l'aide également à choisir ses vêtements en valorisant son image. Mme D. y est très sensible.

Remarque : Cette situation illustre les nombreux intérêts de la toilette corporelle pour les personnes âgées. Celle-ci est bien plus qu'un soin d'hygiène et de confort. C'est l'occasion pour elles d'échanger avec le personnel de soins.

Ici, on voit les qualités relationnelles d'une stagiaire qui l'a bien compris.

Elle répond non seulement au *besoin d'hygiène* et au *besoin relationnel*, mais elle apporte un plus : le massage et la friction à l'eau de Cologne, qui permettent le « *toucher* » et qui sont des éléments de « *valorisation de l'image* » particulièrement importants au niveau des besoins spécifiques de la personne âgée et/ou malade ou handicapée.

22 Les règles de l'hygiène alimentaire

I. Définition

L'hygiène alimentaire vise à privilégier une alimentation *équilibrée en qualité et en quantité*. Son objectif est de promouvoir la santé de l'individu.

II. Notions essentielles

A Les besoins nutritionnels

Les besoins nutritionnels sont modifiés chez les individus selon plusieurs facteurs : l'âge, le mode de vie (actif ou sédentaire) et l'état physiologique ou pathologique. Ceci aura des conséquences sur les apports nutritionnels recommandés. D'une façon générale, l'adulte de référence a des besoins de deux sortes :

- *énergétiques* : l'alimentation doit fournir à l'organisme, tous les jours, divers éléments qui apportent de l'énergie : protides, glucides, lipides[14] ;
- *non énergétiques* : l'alimentation doit fournir à l'organisme, tous les jours, des éléments non énergétiques indispensables, qui permettent l'utilisation des autres éléments : ce sont les éléments minéraux, les vitamines, l'eau et les fibres[15].

B L'équilibre des menus et les apports alimentaires

Il faut proposer à chaque menu des aliments de chaque groupe (les aliments sont classés en six groupes). Les aliments d'un même groupe possèdent des caractéristiques communes, ce qui permet de les remplacer l'un par l'autre, et donc de varier les menus.

14 Voir détails dans le livre de référence.
15 Voir détails dans le livre de référence.

La répartition des apports alimentaires dans la journée varie selon l'âge et l'état de santé de l'individu. Généralement, cette ration énergétique (ou calorique) doit être répartie sur trois ou quatre repas. Exemples :

- le *petit-déjeuner* doit être consistant car il doit reconstituer les réserves de l'organisme après le long repos de la nuit ;
- le *goûter* constitue un repas facultatif, mais recommandé pour la personne âgée (ou malade ou dénutrie) ;
- le *repas du soir* doit tenir compte de la composition du repas de midi.

Les rations alimentaires des personnes âgées sont difficiles à fixer car les différences d'âge, d'activité physique et l'association de certaines pathologies compliquent l'établissement des apports conseillés.

III. Observation-Réflexion (rôle de l'AMP)

L'AMP doit savoir que :

- les *apports alimentaires* doivent correspondre à des quantités précises d'aliments, en fonction du type d'individu concerné. On parle donc de ration énergétique quotidienne (elle est calculée en kilojoule, kJ). La *ration énergétique quotidienne* a été étudiée pour un adulte de référence, c'est-à-dire un adulte à activité habituelle. Elle varie en fonction du sexe :
  - ration de l'homme : 11 300 kJ/24 h,
  - ration de la femme : 8 400 kJ/24 h ;
- la *ration énergétique* de l'adulte de référence est répartie sur 24 h entre les différents apports alimentaires ;
- il faut éviter certaines erreurs, par exemple :
  - l'association de légumes secs et de charcuterie = *digestion difficile*,
  - l'apport de deux plats de féculents (riz et pâtes) = *déséquilibre nutritionnel*.

Les erreurs alimentaires sont le *résultat des différentes habitudes concernant l'alimentation*. Il faut essayer de les repérer et de les éviter, car elles peuvent avoir des conséquences préjudiciables sur la santé. Le professionnel chargé de l'alimentation d'une personne pourra, par un simple dialogue, voir ce qu'il pourrait améliorer. Si la personne suit un régime, il devra obligatoirement se référer à une prescription médicale.

Situation Le menu de Claude (AMP)

Claude, AMP (28 ans), déjeune chaque jour à la cafétéria de l'hôpital où elle travaille. Claude est très soucieuse de l'équilibre des menus et veille particulièrement aux aspects *quantitatifs* de son alimentation, car elle a tendance à prendre rapidement du poids.

Voyons le menu qu'elle choisit aujourd'hui et les apports nutritionnels de celui-ci :

- *entrée* : carottes assaisonnées (vitamines) ;
- *plat principal* : steak grillé (protéines) + salade (minéraux, vitamines) ;
- *dessert* : une poire (vitamines) ;
- *boisson* : eau.

Remarque : Cette situation illustre un menu peu calorique. Toutefois, pour compléter l'*équilibre* de ce menu, il faudrait lui ajouter une tranche de pain (apport *féculent*) et un laitage (fromage ou yaourt, source de *calcium*). Claude a certainement une activité dynamique à l'hôpital, son alimentation doit donc être équilibrée en *qualité* mais aussi en *quantité* suffisante (pour satisfaire ses besoins énergétiques sans présenter un risque de prise de poids).

23 Les règles de l'hygiène du sommeil

I. Définition

Le sommeil revêt une importance particulière, il assure la *détente physique et psychique* de la personne. L'AMP mettra tout en œuvre pour que le sommeil (ou le repos de la personne) se déroule dans les meilleures conditions.

II. Notions essentielles

A Le confort du lit et de la literie[16]

Le confort d'un bon lit, le choix et l'hygiène de la literie, favorisent un sommeil de qualité.

Il faut également veiller à l'achat d'un matériel adapté :

- un matelas ferme ou un matelas anti-escarre (si la personne est alitée en permanence) ;
- un support suffisant pour le dos (oreillers) ;
- une literie soutenue par un arceau (pour éviter une mauvaise position des pieds).

Il faut vérifier :

- l'état des alèses
- l'état des taies d'oreiller et, si besoin, les changer.

Il faut savoir que l'inconfort de la personne lors du sommeil risque d'avoir des conséquences néfastes. Un lit mal fait, des draps mal ou trop tirés, des oreillers mal placés peuvent entraîner de mauvaises positions, des crampes, des irritations locales.

---

16 Par souci de concision, nous ne développons pas les techniques dans ce *Mémo-fiches*. Voir procédures et détails dans l'ouvrage de référence.

B Le confort de l'environnement

Tout doit être mis en œuvre pour aider la personne à bien dormir :

- aérer la pièce et ne pas trop la chauffer (19 à 20 °C) ;
- créer une atmosphère calme (éviter les bruits ambiants) ;
- tamiser les lumières (rideaux, stores...) ;
- nettoyer régulièrement la chambre.

III. Observation-Réflexion (rôle de l'AMP)

Afin d'assurer l'hygiène et le confort de la personne pour le repos et le sommeil, l'AMP doit :

- expliquer à la personne les différentes phases de la réfection du lit pour qu'elle se sente en sécurité ;
- secouer l'oreiller à l'extérieur de la chambre (si possible par la fenêtre) ;
- veiller à couvrir la personne lors de l'aération de la pièce ;
- vérifier l'état de la personne, c'est-à-dire la questionner avant le repos de la nuit, sur ses besoins, prendre en compte ses demandes, apaiser ses angoisses ;
- répondre aux appels très rapidement, rester disponible ;
- vérifier la présence des objets de première nécessité (pour satisfaire ses besoins de boire, de lire...).

Situation **Les insomnies de Janou**

Janou a 85 ans. Au cours de sa vie, elle n'a jamais connu de nuits reposantes. En revanche, elle a tendance à « piquer des petits sommes » au cours de la journée. Ainsi, elle s'endort devant son feuilleton préféré ou devant le journal télévisé, mais la nuit Janou reste de longues heures éveillée.

Zabeth (AMP), qui s'occupe régulièrement de Janou, met tout en œuvre pour lui assurer matériellement de bonnes conditions de sommeil. Elle change les draps, les retend et veille à la présence des objets de première nécessité indispensables à Janou.

Remarque : Cette situation illustre le problème de l'insomnie et l'importance des *objets de première nécessité*, tout particulièrement pour la personne insomniaque.

Citons plus particulièrement :

- l'interrupteur pour éclairer la nuit (si besoin) ;
- le téléphone ;
- l'eau et un verre ;
- les objets personnels (lunettes, radio, livres, magazines, télécommande, etc.).

L'AMP sélectionnera les objets de première nécessité en fonction des goûts et des demandes de la personne. Par exemple : quelle eau a-t-elle l'habitude de boire ? Quelle présentation souhaite-t-elle (en mini bouteille, eau parfumée, eau gazeuse) ? De même, pour la lecture : un livre, des magazines (lesquels ?), etc. ?

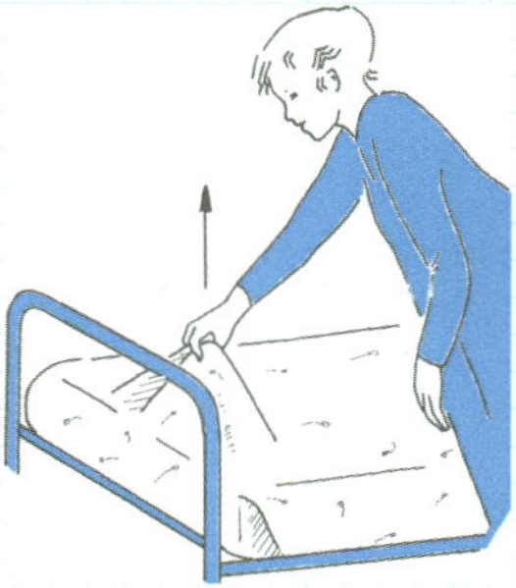

Figure 2.1. La professionnelle doit vérifier le « pli d'aisance » au bas du lit de la personne. C'est un élément de confort indispensable et c'est une prévention des déformations du pied qui touchent tout particulièrement les personnes âgées.

24 Les règles de l'ergonomie

I. Définition

L'ergonomie regroupe un ensemble de méthodes ayant pour objectif de *prévenir les TMS (troubles musculo-squelettiques)* dus aux mauvaises postures dans l'activité du travail.

Elle propose des *techniques* et des *matériels* adaptés aux caractéristiques physiologiques des êtres humains, avec des critères de santé et d'efficacité.

II. Notions essentielles

Il y a dix règles essentielles concernant la manutention des personnes que l'AMP veillera à respecter. Il s'agit de :

A Réfléchir avant d'agir

Si l'on n'est pas sûr de réussir la mobilisation d'une personne, il ne faut pas la commencer et trouver une autre solution.

B Trouver la position d'équilibre (ou position universelle de sécurité)

L'équilibre dépend de la *bonne position des pieds*. Les pieds portent tout le poids du corps et ils doivent avoir un écartement de la largeur du bassin ou des épaules (*cf.* Observation-Réflexion-Rôle de l'AMP).

C Garder le dos droit

Quel que soit le mouvement ou la posture, il est indispensable de *verrouiller* la région lombaire pour bien protéger le dos. Cette position est maintenue par la contraction des *muscles abdominaux* et le *fléchissement des jambes*.

D Se rapprocher de la charge à déplacer (ou équilibrer les charges)

Lorsqu'on doit soulever une personne, il faut travailler corps à corps, le plus près possible de l'*axe central de gravité*. Ne pas avoir peur d'être très proche de la personne à mobiliser.

Lorsqu'on doit porter des charges, il faut les équilibrer de chaque côté du corps afin de préserver la symétrie de la colonne vertébrale et de réduire les accidents lombaires.

E Utiliser les membres inférieurs

Il faut travailler avec les muscles fessiers et les muscles des cuisses, qui sont les parties les plus fortes de notre corps, et éviter de charger les lombaires.

F Se faire aider (aide humaine ou technique)

Celui qui devra soulever la personne devra préalablement évaluer ses forces ou se faire aider par la personne (participation à la manœuvre) ou utiliser une aide technique (ex. : lève-malade).

G Ménager ses efforts

Chaque fois que c'est possible, il faut remplacer l'effort vertical (soulever) par un effort horizontal (faire *rouler*, *glisser*, *pivoter* la personne). Autrement dit, utiliser le contrepoids.

H Travailler en souplesse

Le mouvement doit être fluide. Les mouvements brusques subits sont dangereux, car il n'y a pas eu assez de temps pour préparer les articulations et les muscles. La majorité des lombalgies aiguës sont dues à des mouvements brusques à l'effort.

I Entraîner son corps à l'effort et se préparer à l'effort

Malgré le savoir-faire et les aides techniques, les efforts physiques demandent un entraînement. Le travail quotidien implique une préparation quotidienne.

J Se reposer après l'effort

Il est nécessaire de permettre à l'organisme de se reposer après des efforts physiques : le sommeil joue un rôle capital dans la récupération après l'effort. Un adulte doit dormir au moins 7 heures par nuit.

III. Observation-Réflexion (rôle de l'AMP)

L'AMP veillera à utiliser souvent la *PUS* (*position universelle de sécurité, cf.* Figure 2.2). Il faut pour cela :

- mettre les pieds parallèles, écartés de la largeur du bassin ou des épaules (environ) ;
- répartir le poids du corps sur les deux pieds ;
- rentrer le ventre (verrouiller les abdominaux) et serrer les fesses ;
- mettre le bassin et les genoux en légère flexion.

Cette position est la position de base par rapport à toutes les autres positions.

L'AMP doit également limiter le port des charges qui est le facteur principal du tassement des disques.

Des *normes* sont élaborées pour éviter ce risque. Elles sont évaluées en fonction de l'âge et du sexe des personnes.

Charge maximum :

- homme (18 à 25 ans) = 30 kg ;
- femme (18 à 25 ans) = 15 kg.

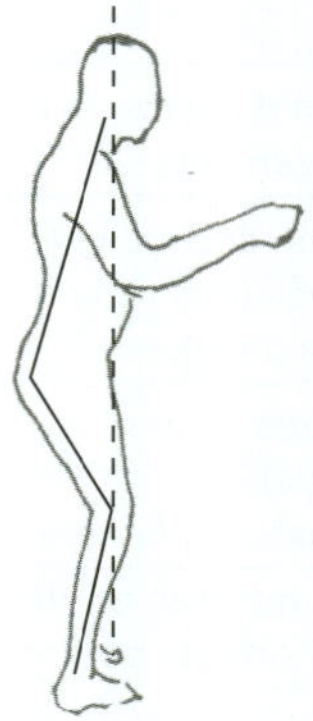

Figure 2.2. La PUS (position universelle de sécurité) permet d'utiliser davantage les muscles des membres inférieurs (les cuisses et les fessiers) et de préserver la colonne vertébrale (notamment la partie lombaire). De plus, elle assure une bonne stabilité.

Situation Les charges de travail de Laura et Dorian (AMP)

- *Laura* (30 ans), AMP, s'occupe de Mme A. qui est non-voyante. Laura doit être vigilante, elle doit en particulier éviter de déplacer des objets sans avertir Mme A. car celle-ci ne peut pas les retrouver et elle peut se blesser en se déplaçant. Laura travaille toujours debout et se baisse souvent au cours du travail journalier.
- *Dorian* (38 ans), AMP, s'occupe de M. B. qui a une paraplégie (il pèse 88 kg). Dorian aide M. B. à se lever, à s'habiller, à faire sa toilette, lui propose des activités et lui prépare à manger. M. B. est lourd et Dorian a de grandes difficultés pour l'aider au lever et au coucher.

Remarque : *Ces deux situations illustrent un travail au domicile des personnes.*
Observons et analysons les gestes et postures des deux professionnels.

Tableau 2.2. Les gestes et postures des deux professionnels.

	Laura	Dorian
Les gestes	– Flexion du corps +++ – Déplacements +++	– Port de charge lourde +++ – Déplacements +++
Les postures	– Position debout +++ – Courbée (lors de la réfection du lit) +++	– Position debout +++ – Port de charge lourde (M. B.) +++
Les risques	– Douleurs au dos (lombalgie) – Courbatures, fatigue…	– Douleurs aux dos, bras et jambes – Courbatures

NB. En conséquence, l'application des règles d'ergonomie sera très utile à ces deux professionnels pour préserver leur santé.

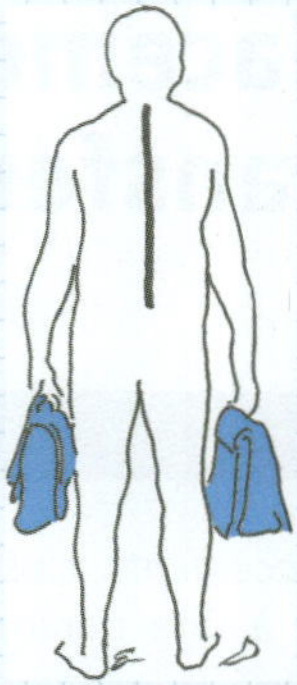

Figure 2.3. Afin de préserver la symétrie de la colonne vertébrale, il est conseillé d'équilibrer les charges de chaque côté du corps.

25 Les règles de l'aide aux déplacements et aux transferts

I. Définitions

- Aider la personne aux *déplacements*, c'est l'aider à se *mouvoir*, à marcher. Cette aide s'adresse à une personne qui a des difficultés de locomotion.
- Aider aux *transferts* d'une personne, c'est aider à la transporter d'un endroit à un autre et à la passer d'une position à une autre (ex. : transfert du lit vers le fauteuil). Il existe aujourd'hui des aides techniques permettant de limiter l'effort humain.

II. Notions essentielles

A L'aide manuelle aux déplacements

Pour aider une personne aux déplacements, il faut respecter certaines règles. L'AMP veillera à :

- s'assurer que la personne est prête psychologiquement et physiquement ;
- estimer sa capacité à faire le trajet et prévoir la possibilité de repos pendant le trajet (une chaise, un tabouret…) ;
- s'assurer d'avoir une autorisation médicale : le premier lever après une immobilisation se fait toujours en présence du médecin ou du kinésithérapeute ;
- observer le trajet à parcourir et le dégager de tous les obstacles ;
- vérifier les chaussures, les lacets de la personne… ;
- pendant la marche, être attentif à la fatigue de la personne, à ses capacités et lui signaler chaque obstacle ;
- respecter le rythme de la personne, marcher à son pas ;
- la rassurer (relationnel ++).

B Les aides techniques aux déplacements

Les personnes présentant quelques difficultés à la marche (liées à une maladie ou à l'âge) peuvent être aidées dans leurs déplacements par l'utilisation de canne ou de déambulateur. Pour les personnes présentant un handicap, il existe de nombreux appareillages favorisant la marche.

NB. Si la *personne marche avec un déambulateur*, l'aidant doit se positionner en PUS (Position Universelle de Sécurité) derrière elle, prêt à la soutenir. Son rôle consiste plus particulièrement à :

- observer et dégager les obstacles ;
- avertir la personne des obstacles qu'on ne peut pas déplacer.

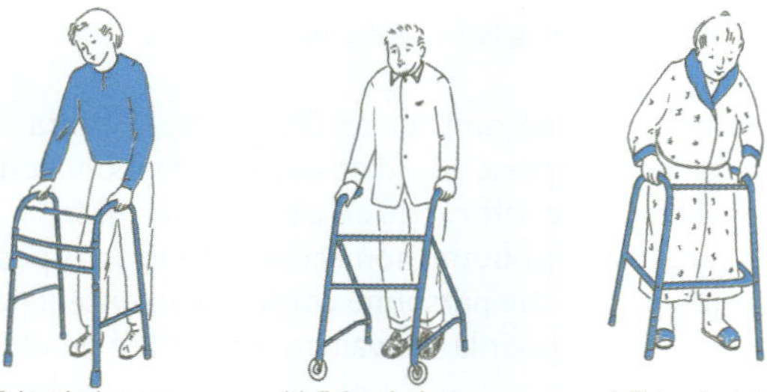

a) Déambulateur de hauteur variable — b) Déambulateur avec roulettes — c) Déambulateur standard

Figure 2.4. Le déambulateur doit être adapté à la déficience et aux besoins de la personne.

C Les aides techniques aux transferts

Les transferts doivent se réaliser en toute sécurité. Il est important d'utiliser le matériel disponible d'aide à la manutention et de faire participer la personne en fonction de ses possibilités. Il existe un matériel très diversifié dont l'AMP doit tirer profit (ex. : la planche de transfert, la potence ou perroquet...)[17].

[17] Pour plus de détails sur « tous les matériels disponibles et leurs fonctions respectives », voir le livre de référence.

III. Observation-Réflexion (rôle de l'AMP)

L'AMP doit veiller à respecter les règles de base de l'aide aux déplacements et aux transferts, en particulier :

- *assurer la sécurité de la personne* en évitant les attitudes vicieuses et les ankyloses et en prévenant les chutes ;
- *assurer sa propre sécurité* par le respect des règles d'ergonomie, l'estimation de ses forces et la sagesse de ne pas les dépasser ;
- *sécuriser l'espace de travail* : il s'agit d'observer l'environnement et d'enlever tous les obstacles qui peuvent être dangereux (câbles, appareils médicaux, tuyaux, sondes et perfusions...). C'est la prévention des accidents du travail ;
- *respecter la personne* et assurer son *autonomie* et son *confort*. L'AMP veillera à :
  - stimuler la personne accompagnée. D'une part, il y aura renforcement de l'autonomie de la personne (d'où autosatisfaction) et d'autre part, une augmentation de l'efficacité de travail pour l'AMP,
  - avertir la personne et obtenir son accord. Il n'est pas possible de mobiliser (déplacer) une personne contre sa volonté. Il faut prendre le temps nécessaire pour la convaincre de l'utilité de votre action et la rassurer.

Situation **L'aide à la marche de Mme Z.**

Zabeth (AMP) doit aider Mme Z. (86 ans et récemment opérée) à se lever après la sieste et l'accompagner dans le couloir de l'hôpital pour faire quelques pas. Une promenade qui, aujourd'hui, est prévue vers 15 h 30 après la sieste.

Zabeth s'assure que Mme Z. est prête psychologiquement à se mobiliser, elle va la voir, lui explique l'intérêt de la marche et le parcours et vérifie l'autorisation du médecin et la durée prévue.

Préalablement, elle va repérer le trajet et dégager les obstacles (ex. : brancards...) qui pourraient être gênants. En revanche, elle laisse une chaise au bout du couloir pour le cas où Mme Z. présenterait des signes de fatigue. Elle prépare également les vêtements et les chaussures de la personne, ainsi que sa canne. Puis elle informe l'équipe de la programmation de cette mobilisation, qui devrait durer une demi-heure environ.

Remarque : Cette situation illustre les précautions à prendre en vue de la mobilisation d'une personne âgée et handicapée.
L'AMP va agir à différents niveaux :
- *niveau relationnel* : préparer la personne psychologiquement ;
- *niveau sécurité* : s'assurer de la prescription médicale, dégager les obstacles, prévoir une chaise de repos ;
- *niveau organisationnel* : préparer le matériel (vêtements, canne…), informer l'équipe, etc.

L'AMP n'omettra pas de faire les transmissions après l'intervention : elle dira comment s'est déroulée la mobilisation (signes de fatigue, réactions de la personne…) et sa durée (15 h 30–16 h).

26 Les règles de la mobilisation et de la manutention

I. Définitions

- La mobilité est la *capacité à entrer en mouvement*, à réaliser certains gestes (ex. : un changement de position, de place ou de lieu). Les professionnels doivent respecter certaines règles pour aider les personnes âgées, malades ou handicapées à se mobiliser.
- Les techniques de manutention doivent respecter une démarche précise : *la démarche de manutention* (DDM).

II. Notions essentielles

A Les trois aspects de la mobilisation

La mobilisation peut être *passive*, *active* ou *mixte*.

a La mobilisation passive

Il s'agit de bouger la personne sans lui demander d'effort personnel. Cette mobilisation peut être utilisée, par exemple, lorsque l'AMP réalise chez une personne dépendante (âgée, handicapée...) :

- un changement de position au lit ;
- un passage du lit au fauteuil, etc.

b La mobilisation active

Il s'agit de faire bouger la personne en lui demandant une participation adaptée à ses possibilités. L'AMP doit donner des *indications claires, simples et précises* à la personne tout en la rassurant ; la peur de se faire mal ou de tomber rend la personne hésitante, crispée et gêne la manutention.

c La mobilisation mixte

Il s'agit de procéder dans un premier temps à une mobilisation active et, dans un deuxième temps, de la compléter par une mobilisation passive.

B Les étapes de la démarche de manutention (DDM)

Une DDM a une chronologie, tout comme la démarche d'action (vue précédemment). Elle peut se décomposer en quatre étapes.

a 1re étape : l'information, l'observation et la réflexion

Avant d'effectuer une démarche de manutention, l'AMP doit observer la personne, collecter des informations et les analyser. Elle peut utiliser la méthode du QQQOCP (Qui ? Quand ? Quoi ? Où ? Comment ? Pourquoi ?)[18].

b 2e étape : la préparation à l'action

- *Matérielle* : l'AMP doit regrouper tout le matériel utile à la manœuvre. Exemples : alèses, aides techniques diverses (potence, lève-personne...).
- *Humaine* : l'AMP va expliquer l'intérêt de la manœuvre à la personne et lui montrer les gestes à effectuer. La personne se prépare à coordonner ses gestes à ceux de l'AMP.

c 3e étape : l'action (ou manutention)

L'AMP réalise la manœuvre de manutention selon une technique précise, adaptée à la situation. Il veillera à respecter les principes et les règles de l'ergonomie.

d 4e étape : la confirmation ou la correction de la position

L'AMP doit demander à la personne si la position qui vient d'être choisie lui convient, si elle est confortable, non douloureuse et, dans le cas d'une réponse négative, il doit immédiatement procéder à une correction de la position.

NB. Les techniques de manutention sont très nombreuses[19].

III. Observation-Réflexion (rôle de l'AMP)

Lors de la manutention d'une personne, l'AMP doit aussi respecter certains principes et appliquer les règles de base spécifiques. La mobilisation de la personne repose sur un principe essentiel : préserver à la fois la

---

18 Notons que le « Pourquoi ? » peut se placer à tous les niveaux de la réflexion (Pourquoi qui ? Pourquoi quoi ? etc.).

19 Par souci de concision, nous ne pouvons exposer dans ce *Mémo-fiches* les techniques de manutention. Pour plus d'informations, consulter l'ouvrage de référence.

santé et la sécurité de l'AMP et celles de la personne aidée, car l'une et l'autre sont interdépendantes. L'AMP veillera à :

- *avertir la personne* en lui expliquant la nature de la prise ;
- *avoir des gestes doux, des mouvements souples* et ne pas utiliser la « *prise en pince* », toujours plus traumatisante. Lors de la prise en pince, le pouce de l'aidant serre et fait mal à la personne (les « petites » hémorragies sous-cutanées aux jambes et aux bras sont parfois dues au pouce de l'aidant) ;
- *ne pas tirer la personne par les vêtements* (c'est désagréable et ça peut être interprété comme un manque de respect) ;
- *ne pas tirer un membre paralysé* (c'est dangereux), mais l'accompagner en douceur et choisir de préférence les endroits du corps les plus appropriés (les aisselles, les épaules, le bas du dos et les hanches).

Situation **L'aide au lever de Mme C.**

Mme C. (60 ans, 50 kg) est une personne à mobilité réduite, hospitalisée en service de chirurgie osseuse. Zabeth (AMP) va l'aider à s'asseoir dans son lit pour la toilette, puis elle va la *lever* et l'aider à *s'asseoir dans le fauteuil* proche de son lit.

Ce sera le troisième lever de la personne, opérée récemment d'une coxarthrose de la hanche. Mme C. est suffisamment active pour participer à la manœuvre du lever. Voyons comment va procéder l'AMP au cours des quatre étapes de la manœuvre de manutention.

Étape 1 : Information, observation, réflexion

- S'informer : y a-t-il des consignes écrites ?
- Observer la personne (estimer ses capacités physiques) et l'environnement.
- Réfléchir à la préparation de la manœuvre.

Étape 2 : Préparation à l'action

- Avertir la personne et obtenir son consentement.
- Lui expliquer le mouvement.

Étape 3 : Action

Coordonner l'effort de la personne et le sien et veiller à sa sécurité[20].

[20] Voir l'ouvrage de référence pour plus de détails.

Étape 4 : Confirmation/correction

- Demander à la personne de dire si la position est confortable.
- Éventuellement, la corriger.

Remarque : Lors d'une mobilisation, l'AMP veillera à respecter quelques règles de base spécifiques de l'ergonomie vues précédemment.
Si l'AMP est éloignée de la personne, réalise une mauvaise prise ou se positionne mal, la personne aidée ne se sent pas en sécurité ; cela peut engendrer un risque majeur pour les deux partenaires.

DOMAINE DE FORMATION 3

L'animation de la vie sociale et relationnelle

27 Le fonctionnement du groupe socioprofessionnel

I. Définition

On appelle *dynamique de groupe* l'ensemble des phénomènes psychosociologiques qui caractérisent le groupe et qui résultent des rapports humains au sein du groupe.
En observant les personnes dans le groupe, le professionnel pourra percevoir leurs traits de caractère et leurs difficultés et il pourra ainsi mieux répondre à leurs attentes et mieux les accompagner.

II. Notions essentielles

A Les deux types de personnalités émergentes du groupe

Deux types de personnalité émergent du groupe : les dominants et les dominés. Ce sont ces personnes qui orientent la vie du groupe.

a Les dominants (*ou leaders*)

Certaines personnes du groupe vont jouer le rôle de dominants (ou *leaders*). Elles vont influencer la vie de groupe :

- le *leader* peut avoir une *attitude positive* d'aidant. Il pourra même protéger certaines personnes soumises ou dominées et les aider à s'intégrer ;
- le *leader* peut avoir une *attitude négative* et utiliser sa position dominante pour manipuler les autres membres du groupe.

b Les dominés (*ou soumis*)

Les personnes dites dominées sont des personnes soumises. Elles ont des difficultés à échanger, à prendre la parole dans le groupe. Le plus souvent, elles « suivent » celles que l'on appelle les dominants (ou *leaders*).

B Les deux types d'attitudes observées généralement dans le groupe

On peut distinguer deux types d'attitude dans le groupe : les positives et les négatives. Le professionnel veillera à stimuler les attitudes positives.

Avoir une *attitude positive*, c'est :

- susciter la coopération, l'entraide, la solidarité ;
- réduire les tensions, déjouer les rivalités, les sarcasmes ;
- favoriser le dialogue, écouter les arguments de l'autre.

III. Observation-Réflexion (rôle de l'AMP)

L'AMP veillera à observer les personnalités et les attitudes émergentes des membres du groupe.

L'étude dynamique de groupe permet de mieux comprendre le rôle des meneurs ou celui des boucs émissaires, mais aussi d'élucider certains phénomènes de blocage et de découragement, d'expliquer les expressions de rejet, d'agressivité, de sympathie. Elle permet également de détecter l'émergence de sous-groupes au sein d'un groupe, etc.

L'AMP veillera à :

- *repérer les leaders dans le groupe* :
  - veiller à ce que des *leaders* n'accaparent pas la parole au sein du groupe,
  - veiller à ce qu'il n'y ait pas de « bouc émissaire » (personne harcelée par d'autres membres du groupe),
  - veiller à ce que chaque membre du groupe puisse s'exprimer ;
- *adopter une attitude positive dans le groupe* :
  - avoir une écoute active (et non pas une écoute forcée),
  - se mettre en situation de « réceptivité », c'est-à-dire avoir un regard bienveillant envers autrui, des gestes apaisants, des mots d'encouragements,
  - ne pas mettre en cause les personnes ;
- *faciliter la « dynamique du groupe »* : développer la convivialité nécessaire à l'harmonie du groupe, proposer par exemple des moments d'échanges, de rencontres entre les membres du groupe.

Tout cela doit se faire en accord avec le service et le règlement intérieur.

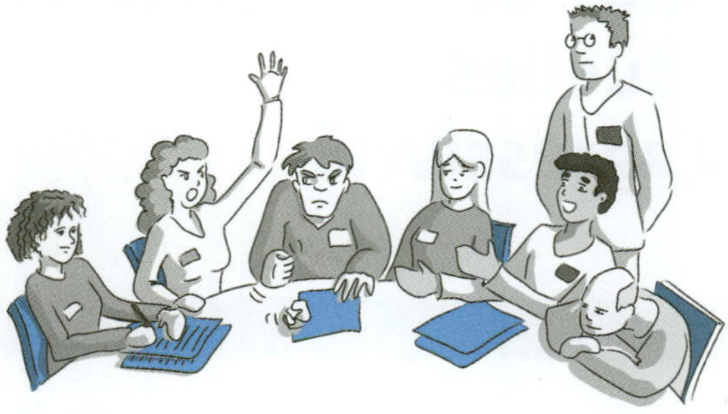

Figure 3.1. Les portraits de quelques participants à une réunion de service (l'attitude et les gestes sont révélateurs du caractère de chacun).

Situation La contestation au sein d'un groupe de travail

Zohra (AMP) est conviée, avec ses collègues (Léa et Laura) à une réunion qu'organise Mme D., cadre supérieur de santé de l'unité de soins où elles travaillent.

Aujourd'hui, il est question de discuter du *règlement intérieur* que la direction souhaite modifier en raison du non-respect des horaires de certains membres du personnel.

Zohra, soucieuse de la ponctualité (qu'elle considère comme une marque de respect envers autrui), prend la parole et dit que « ce projet est une bonne initiative ». Aussitôt, Léa lui coupe la parole, la traite de stupide et dénonce trois collègues qui arrivent à l'heure, mais perdent leur temps en prenant leur café pendant une demi-heure. Laura, assise en retrait, écoute le débat qui s'anime, mais ne se prononce pas, tandis que Mme D. reprend la parole et demande aux participants de ne pas mettre en cause nominativement des membres du groupe qui sont absents de la réunion.

Remarque : Cette situation illustre les rapports humains au sein d'un groupe de travail.

Il faut savoir que le *climat psychologique* qui règne au sein d'un groupe dépend du degré de motivation et d'intérêt pour la tâche à accomplir ensemble, ainsi que des personnalités individuelles et des relations qui se tissent entre les différents membres du groupe. N'oublions pas que le rôle du *leader* est important pour *fédérer* le groupe.

Ici, le cadre supérieur de santé (Mme D.) joue très bien son rôle pour recadrer les *attitudes négatives* de certains professionnels (en particulier l'attitude de Léa qui dénonce certains collègues absents de la réunion).

Laura ne se prononce pas : peut-être parce qu'elle ne veut pas entrer dans le conflit, peut-être parce qu'elle a une *personnalité soumise*. Elle suit le (ou les) *leader(s)* qui domine(nt) le groupe sans oser prendre parti…

28 La gestion des relations conflictuelles et de l'agressivité

I. Définition

Les relations conflictuelles sont des relations où dominent les *conflits*, les *agressions* verbales, les *rivalités*, les *mises en cause* des personnes.
L'AMP doit savoir gérer la relation conflictuelle et la prévenir. Pour cela, elle doit comprendre l'origine du conflit et son mécanisme.

II. Notions essentielles

A L'origine des conflits

L'AMP doit avoir une attitude professionnelle ; elle doit avant tout comprendre l'origine éventuelle des conflits. Ceux-ci sont principalement liés aux personnalités de chacun, à leur vécu respectif.

a Le vécu du patient (personne malade ou handicapée)

En milieu hospitalier (ou autre structure d'accueil), le patient est dans une situation de :

- *souffrance physique et morale*, car il ressent la maladie (ou l'approche de la mort) comme une menace. Il a peur, il est angoissé (sa famille aussi) ;
- *vulnérabilité*, d'*infériorité* (c'est ainsi qu'il se ressent), car il est dans un environnement nouveau pour lui, avec des personnes qu'il ne connaît pas et il a souvent des difficultés pour se faire comprendre.

b Le vécu du soignant ou de l'aidant (ex. : AMP, AP, AS, AVS...)

À l'origine des difficultés relationnelles, voire des conflits, on retrouve principalement :

- des *différences* : socioculturelles et éducatives, de maturité, de personnalité ;
- de la *fatigue* (causée par la charge de travail), du stress...

Certains arrivent à gérer mieux que d'autres ces sentiments, ces différences.

B Le mécanisme de l'agressivité

Il est difficile d'accepter ces situations d'agressivité, voire de violence. Il est cependant possible d'en comprendre les causes et mécanismes, afin de les anticiper et d'adapter son comportement.
Selon les psychologues, dans le *schéma d'agressivité* d'une personne, « il s'agit d'une partie du moi qui se défend contre une autre partie du moi qui a peur ou qui pourrait l'amener à souffrir ».

- Lors d'une agression (verbale ou physique), l'agresseur cherche à lutter contre des *facteurs de peur ou d'angoisse*. Pour le patient (ou ses proches), la maladie ou l'approche de la mort sont des menaces et la violence qu'il manifeste marque son désarroi face à cette réalité qu'il ne peut maîtriser.
- Plutôt que de reconnaître son agressivité et de l'assumer, l'agresseur *retourne la violence contre lui, puis contre les autres* (par exemple, on constate que certains agresseurs tapent du pied, frappent leur tête dans leurs mains, puis insultent autrui ou l'agressent physiquement ou verbalement).

III. Observation-Réflexion (rôle de l'AMP)

L'AMP doit déceler chez son interlocuteur tous les signaux révélateurs d'une montée de l'agressivité, afin de la prévenir. Exemples : démarche vive, froncement des sourcils, durcissement du ton de la voix, jurons, gestes brusques (claquement de portes...). Il veillera en toutes circonstances, à :

A Apaiser le conflit

Une discussion claire, exposant les problèmes, mettant des mots sur le ressenti de chacun (un « parler-vrai ») a toutes les chances de diminuer les tensions et de désamorcer les conflits, que ce soit avec le patient et ses proches ou entre collègues de travail.

B Rester calme et ferme face à l'agresseur

Le professionnel agressé par un patient ne doit pas montrer d'appréhension, car celui-ci le perçoit. L'AMP devra faire régner un climat de sécurité dans le service, gérer son comportement et rester calme et ferme face à l'agresseur. Il veillera tout particulièrement à *réprimer* toute attitude de débordement ou d'irrespect et à *ne jamais manifester d'agressivité* en retour, mais faire preuve de fermeté.

C Faciliter la coopération, respecter la hiérarchie

L'un des facteurs de la cohésion d'une équipe professionnelle est la coopération entre ses membres. Pour que cette coopération soit effective, il est nécessaire que chacun respecte le statut de l'autre et la hiérarchie effective des membres du groupe.
L'AMP doit toujours informer le responsable du service des situations conflictuelles auxquelles il a dû faire face et expliquer comment il les a gérées.

Situation L'agressivité de Mme D. (femme d'un patient)

Juanita (AMP) travaille depuis 1 an dans un service de gériatrie. Bien que d'un naturel doux et paisible, elle a été victime hier d'une agression verbale de la part de Mme D. (la femme d'un patient). Celle-ci l'a accusée d'*incompétence*, d'*irresponsabilité*, de *négligence*, parce que le petit-déjeuner de son mari n'a pas été servi à l'heure et que son mari a fait un malaise (Mme D. faisait le lien de cause à effet).
Juanita est restée calme, lui a expliqué la cause du retard et lui a dit que le personnel de soins a été très réactif au malaise de son époux, et que cela s'appelle : « *compétence* et *efficacité professionnelles* ». Mme D. s'est calmée après l'explication donnée par Juanita. (Elle lui a dit que l'état de M. D. s'étant dégradé, la programmation d'un examen de sang a justifié le retard du petit-déjeuner.) Juanita a informé sa responsable de l'incident.

Remarque : Cette situation illustre un cas d'*agressivité verbale* émanant de la femme d'un patient. Celle-ci ressent la maladie de son époux (et peut-être l'approche de la mort) comme une menace. Elle est donc angoissée et manifeste son désarroi par de la violence à l'encontre du personnel.
Juanita a une *attitude professionnelle* face au comportement agressif de Mme D. Elle reste calme, elle n'accuse pas Mme D. de l'avoir insultée mais reprend les termes négatifs qu'elle a utilisés pour les lui « resservir » sous l'*angle positif* (*compétence* et *efficacité*). Elle expose la situation *clairement*, en restant dans son domaine de *compétences*.

29 L'évolution sociologique de la famille

I. Définitions

La famille se structure à partir de deux mécanismes :

- l'*alliance*, qui désigne l'union d'un homme et d'une femme ;
- la *filiation*, qui désigne les liens biologiques et les rapports entre parents et enfants.

Sur le plan social et légal, la famille est constituée de personnes ayant des liens de parenté.

II. Notions essentielles

A Les modèles familiaux

Il existe plusieurs types de modèles familiaux :

- la *famille nucléaire* : cette famille est composée des deux parents (père et mère) et des enfants non mariés (ou dépendants économiquement des parents) ;
- la *famille monoparentale* : cette famille est formée d'un adulte avec un ou plusieurs enfants de moins de 25 ans (l'adulte est très souvent la femme) ;
- le *concubinage* : c'est la vie maritale, hors mariage (elle est de plus en plus répandue chez les jeunes) ;
- la *famille recomposée* : cette famille regroupe l'un des parents, son nouveau conjoint et les enfants nés d'un premier mariage qui vivent alors avec un beau-parent ;
- la *famille homoparentale* : cette famille regroupe deux parents de même sexe ;
- le *Pacs* (Pacte civil de solidarité) : il permet à deux personnes majeures, qui vivent ensemble, quel que soit leur sexe, de créer un lien juridique d'aide mutuelle et matérielle.

B Les fonctions de la famille

La famille assume des fonctions de :

- *reproduction* : elle permet d'assurer sa descendance ;
- *socialisation* : elle reste le lieu privilégié de la diffusion du langage et de la culture ;
- *protection* : elle procure aide matérielle, soutien psychologique, etc. ;
- *consommation* et de *transmission du patrimoine* : les biens acquis par la famille vont constituer son patrimoine (celui-ci va se transmettre d'une génération à l'autre).

C L'évolution des relations familiales[21]

- Les *relations au sein du couple* ont changé car le statut social de la femme s'est peu à peu modifié ; en effet :
  - l'égalité des conjoints a été légalisée ;
  - l'autorité parentale est partagée.
- L'*enfant* est au centre de la famille et toute l'énergie des parents est consacrée à lui fournir une vie confortable, une scolarité et une profession satisfaisantes.
- Avec l'apparition du chômage, de l'insécurité financière, de l'allongement de la scolarité, les jeunes adultes restent plus longtemps au sein de la famille.
- Les *grands-parents* gardent un rôle important. Ils fournissent souvent une aide non négligeable : prêt d'argent aux jeunes couples, garde des petits-enfants, etc.

D L'influence du milieu familial sur l'individu

On sait que la formation du caractère d'un être humain, et donc ses capacités futures d'adaptation à la vie sociale, sont très liées à la personnalité de ceux qui l'ont entouré dans son jeune âge et des liens qu'il a noués avec eux.

E La parentalité

Un homme, une femme, puis l'arrivée d'une troisième personne : l'enfant, et le couple devient *triade* : les rythmes, les repères sont modifiés. On doit donc parler de transition vers la *parentalité* (*cf.* Fiche 5).

---

21 Par souci de concision, nous ne pouvons développer ce thème. Pour plus de détails, se reporter à l'ouvrage de référence.

III. Observation-Réflexion (rôle de l'AMP)

La psychologie nous apprend que c'est par la « *nourriture affective* » que l'individu peut s'affirmer dans sa plénitude adulte.
L'enfant se construit en imitant ou en s'opposant à ses proches. C'est dire l'importance pour l'enfant de vivre dans un milieu où il trouvera l'amour, la fraternité, la tolérance, la compréhension, l'écoute, l'échange, la sécurité et la sérénité. On sait que les enfants qui ont souffert de *carence affective* peuvent présenter des troubles psychologiques graves à l'âge adulte.
Les professionnels de la santé et du social doivent donc comprendre que *la bientraitance* doit être le pivot de leur attitude professionnelle.

Situation **L'histoire de vie de Mme C.**

Mme C. arrive à la pouponnière de l'ASE (Aide sociale à l'enfance) afin de rencontrer les professionnels qui accueillent son fils David depuis 7 mois.
Depuis son divorce avec le père de David, Mme C. se retrouve seule avec 4 enfants.
Elle explique aux professionnels que le père de ses 3 premiers enfants est parti sans lui donner de nouvelles. C'est rapidement qu'elle a rencontré le père de son dernier enfant et s'est mariée. Elle dit que grâce à lui, elle a pu faire face à l'éducation de ses enfants.
Mais, depuis son divorce, elle n'arrive plus à s'en sortir avec David, d'autant plus que le père n'est pas présent. C'est pour cela qu'elle a fait appel à l'ASE.
Elle vit depuis peu en concubinage avec Pierre mais leur relation n'est pas suffisamment sûre pour qu'elle reprenne son enfant.
Les parents de Mme C., séparés depuis qu'elle est enfant, et remariés de leur côté, habitent trop loin pour qu'elle puisse s'appuyer sur eux.

Remarque : *Cette situation illustre différents modèles familiaux (famille monoparentale, puis recomposée) et situations familiales (mariage, divorce, concubinage).*
On observe également l'impact que les mouvements familiaux peuvent avoir sur l'équilibre et la vie des personnes.

30 Les conséquences psychosociales du vieillissement

I. Définition

Les effets importants du vieillissement se font sentir au 4e âge (autour de 80 ans), mais ils dépendent souvent du niveau culturel et social de la personne, de son hygiène de vie et de son entourage affectif.
On remarque chez beaucoup de personnes âgées :
- *des difficultés relationnelles* ;
- un *isolement social* (très préjudiciable au physique et au moral).

II. Notions essentielles

Chez la personne âgée, le physique et le psychique sont interdépendants. La personne âgée doit faire face à une image dépréciée d'elle-même, tout en supportant des changements et traumatismes importants à certains *moments clés* de la vie : retraite, perte du conjoint, éloignement des enfants, entrée en maison de retraite, etc.

A Les événements ayant un impact psychologique

a La retraite, les rapports de couple

L'arrêt de l'activité professionnelle est un cap difficile pour les personnes retraitées. Les statistiques montrent que cette période est caractérisée par un pic de *morbidité* donc de *mortalité*. Les personnes sont incapables d'assumer ce vide de leurs journées, s'ennuient, ne s'intéressent à rien et finissent par ne plus sortir. La retraite et le départ des enfants, entraînent un face à face du couple âgé parfois difficile à vivre : on constate un nombre élevé de *divorces* à cette période de la vie, car tous les comportements agressifs, anxieux qui étaient masqués, épongés par la vie professionnelle, vont réapparaître et se fixer sur des points mineurs.

b L'environnement, le cadre de vie

Modifier brutalement le cadre de vie d'une personne âgée, c'est la couper de son histoire, bouleverser ses repères et la mettre dans une situation d'insécurité et de menace parfois insoutenable. C'est le cas pour beaucoup de personnes âgées mises (contre leur décision) en maison de retraite par leurs proches.

B Les conséquences de l'isolement social

L'isolement social présente des risques à différents niveaux. Ils peuvent se traduire tant sur le plan physique que psychologique.

a L'isolement social, la solitude

La personne âgée préfère généralement vivre chez elle, auprès de sa famille, mais la cohabitation de plusieurs générations pose souvent problème. De ce fait, certaines personnes âgées restent déterminées à vivre seules et subissent de plein fouet les effets de la solitude. Les vieux amis se sont envolés et les nouveaux sont difficiles à trouver à un âge avancé.

b La dégradation sur le plan physique et psychique de la personne

Le maintien du lien familial est toujours indispensable, même si des professionnels prennent le relais de l'entourage pour la vie quotidienne. En effet, on remarque une diminution physique et psychologique très rapide chez les personnes qui n'ont plus aucun contact avec leur famille.
La personne âgée et isolée n'aura plus de raisons de prendre soin d'elle-même et le découragement risque de la gagner par un *sentiment d'inutilité*. Ce sentiment conduit beaucoup de personnes âgées vers la *dépression* et parfois vers le suicide. Les professionnels du social ont ici un rôle primordial à jouer au niveau de la *prévention*.

III. Observation-Réflexion (rôle de l'AMP)

L'AMP devra :

- *stimuler l'autonomie* restante de la personne : l'inciter à s'habiller, et aussi à se parfumer, en soulignant le plaisir qu'elle prend à se voir « soignée » ;
- *détecter tous les signaux d'une éventuelle dépression*, par exemple :
  - le laisser-aller de la tenue,
  - les paroles négatives, les idées sombres, le manque d'appétit, etc.

L'AMP doit le signaler à la famille et à la responsable de l'association. Mais elle doit surtout *veiller à prévenir* les effets de l'isolement social (*agir avant !*). À savoir :

- *favoriser les liens relationnels*, par exemple proposer à la personne âgée de :
  - s'inscrire dans un « *club du 3e âge* » ou une autre association pour les seniors,
  - organiser un goûter (en invitant les voisins, par exemple),
  - écrire aux vieux amis (à l'occasion des vœux, des fêtes), rencontrer ses enfants et petits-enfants, organiser des goûters d'anniversaire ;
- *faire connaître les services à domicile* (ex. : portage des repas...).

Situation **Les différentes façons de vivre son 3e âge**

- *Mme A.*, 90 ans (veuve), continue de vivre dans la maison à la campagne où elle a toujours vécu, aujourd'hui reprise par son fils. Elle continue de pratiquer certains petits travaux malgré son état de santé (ses articulations la font souffrir), mais elle apprécie la vie familiale...
- *M. B.*, 70 ans, vit seul dans une petite ville d'Auvergne. Son épouse est décédée il y a quelques mois. Aujourd'hui retraité, il souffre d'insuffisance respiratoire et a besoin d'aide au quotidien.
- *M. C.*, 85 ans, vit en Ardèche avec sa femme. Il n'a aucun problème de santé. Ancien professeur, il organise des voyages, débats, conférences...
- *Mme D.*, 75 ans, personne à mobilité réduite, refuse de quitter son appartement situé au 2e étage sans ascenseur pour un rez-de-chaussée, car elle ne veut pas quitter son « chez elle ». Elle trouve l'éducation des jeunes « trop libre », leurs modes vestimentaires « débraillées » ; les nouvelles musiques qu'écoutent ses petits-enfants lui semblent un « tintamarre » pénible à supporter, ce qui rend les rapports familiaux assez conflictuels.
- *Mme E.*, 80 ans, vit seule. Depuis la mort de son mari, elle dit souvent à Anna (AMP) : « Je ne sers plus à rien, je ferais mieux de partir ! » Anna met tout en œuvre pour lui redonner *goût à la vie* en favorisant des rencontres avec ses voisins, ses vieux amis et ses petits-enfants.
- *Mme F.*, 84 ans, veuve, s'est inscrite au club du 3e âge, organisé par la mairie deux fois par semaine. De nombreux jeux de société y sont proposés (cartes, loto...), ce qui occupe agréablement son temps. Lorsqu'elle a perdu son mari (il y a 4 ans), elle a été longtemps perturbée, mais avec le soutien de ses proches, elle a pu surmonter cette épreuve.

Remarque : Cette situation illustre les différentes façons de vivre son 3e âge. Cela dépend de la personnalité et du vécu de chacun, mais aussi de sa santé, de son niveau socioculturel, des rapports qu'il entretient avec sa famille, de sa capacité à entretenir des liens sociaux et à organiser sa vie sociale après sa retraite.
L'AMP aura un rôle important à jouer auprès de la personne âgée, pour favoriser les *liens relationnels* (que ce soit avec sa famille ou avec ses amis). Ces liens sont les meilleurs antidotes au *sentiment d'inutilité* et à la *dépression* qu'il faut à tout prix éviter à la personne âgée.

31 Les techniques éducatives et les modes d'animation

I. Définition

Les techniques éducatives et d'animation regroupent un ensemble d'activités qui ont pour objectif de stimuler l'*autonomie* des personnes (aussi bien en institution qu'à domicile). Elles favorisent également les *liens sociaux* qui ont un impact très positif sur le moral des personnes.

II. Notions essentielles

A Les activités « mémoire »[22]

Le rôle de l'AMP ne sera pas de proposer des activités « clés en main », mais de construire un projet d'animation adapté aux besoins spécifiques des personnes. Voyons les objectifs des activités « mémoire » destinées aux personnes âgées. Ces activités *stimulent la mémoire* en priorité, mais aussi :

- la confiance en soi ;
- la socialisation ;
- la réflexion, l'observation et l'autonomie.

Exemples d'activités « mémoire » et de jeux :

- exercices de *mémorisation* auditive ou visuelle (*cf.* Figure 3.2) ;
- jeux de *réflexion* : échecs, dames, cartes, dominos, scrabble... ;
- jeux de *patience* : réussites, puzzles... ;
- jeux de *logique* : portraits... ;
- jeux de *hasard* : loto, dés...

Notons que le jeu de loto (très ancien) fait partie du patrimoine culturel : bien des personnes âgées y ont joué. C'est un bon moyen de réadaptation.

22 Par souci de concision, nous ne pouvons développer dans ce *Mémo-fiches* les techniques des différentes activités. Pour plus de détails, se reporter à l'ouvrage de référence.

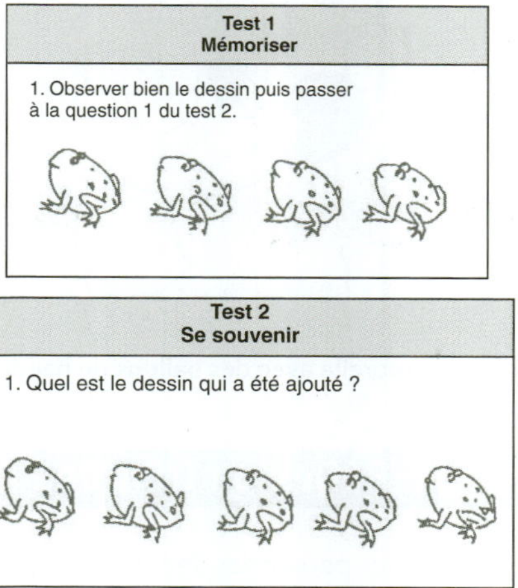

Figure 3.2. Un exercice de mémorisation visuelle.

Outre les capacités énumérées ci-dessus, la manipulation des pions développe la dextérité manuelle fine et l'*aspect collectif* de ce jeu est d'un grand intérêt pour le maintien des *liens sociaux* des personnes âgées.

B Les activités motrices

La pratique d'activités motrices est indispensable pour le maintien des capacités physiques et psychologiques. Ces activités sont moins rébarbatives pour les personnes âgées si elles ont lieu dans le cadre d'activités ludiques.

Ces activités stimulent :

- l'adresse ;
- la coordination motrice ;
- la souplesse des articulations ;
- l'équilibre, etc.

Exemples d'activités et de jeux : l'*expression corporelle* avec des accessoires, tel le ballon de baudruche (*cf.* Figure 3.3).

L'exercice corporel à l'aide d'un ballon de baudruche est très prisé des personnes âgées car elles peuvent y jouer à plusieurs. Il favorise donc les liens relationnels et aussi la dextérité manuelle, le toucher, l'équilibre, l'orientation dans l'espace, etc.

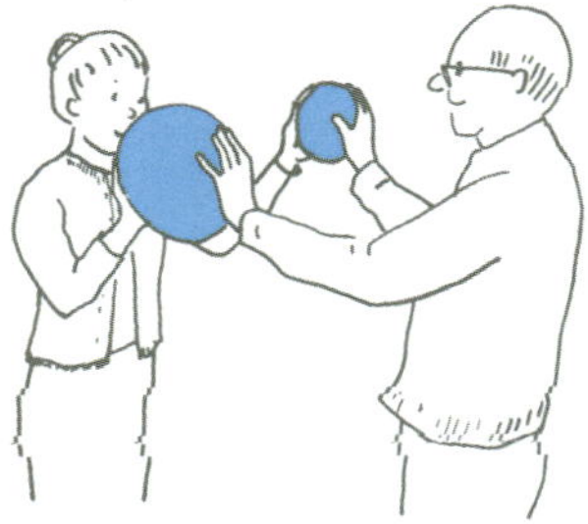

Figure 3.3. L'expression corporelle avec des ballons de baudruche.

III. Observation-Réflexion (rôle de l'AMP)

L'AMP doit veiller à aider les personnes âgées en difficulté en maintenant leur attention, en les sollicitant ou les aidant dans la manipulation.
L'*organisation régulière* de jeux de société au même endroit et à la même heure peut aider les personnes âgées à retrouver des repères dans le temps et l'espace.
L'AMP aura le choix entre *trois modes d'animation* qu'il adaptera aux désirs et aux habitudes des personnes. Citons :

A Le mode d'animation directif

C'est un mode d'animation où toutes les initiatives viennent de l'animateur. Dans ce cas, les participants sont placés dans une situation de contraintes, ils doivent se plier aux règles. Ce mode d'animation a tendance à limiter la créativité et la liberté des participants.

B Le mode d'animation semi-directif

C'est un mode d'animation où l'animateur intervient légèrement. Il intervient pour proposer et non pour imposer. Les participants doivent pouvoir librement choisir et ils sont guidés à la demande. Il est indiqué pour les personnes qui ont des difficultés à prendre des initiatives.

C Le mode d'animation non directif

C'est le mode d'animation où l'animateur n'intervient pas. Il laisse les personnes s'occuper seules, mais il est présent, attentif, disponible et prêt à répondre à leurs demandes. Sur le plan de l'organisation, il se limite à aménager un espace adéquat.

Situation L'animation d'une activité cuisine

Cécile (AMP) propose aujourd'hui une activité cuisine à 4 personnes âgées autonomes.

Elles se sont mises d'accord pour faire une tarte aux pommes, car ce dessert fait appel aux souvenirs d'enfance de chacune d'entre elles.

Après avoir préparé tous les ustensiles nécessaires, Cécile laisse le choix à chacune de réaliser la tâche qu'elle souhaite réaliser. Son choix d'une activité non directive favorise la notion de « *plaisir à faire* » chez la personne.

Cécile est très attentive au fait que l'activité respecte le rythme de chacune, mais également qu'elle soit l'occasion d'un moment de détente et de rencontre.

À travers cette animation, Cécile permet un moment d'échange et de partage autour des souvenirs des personnes âgées. Moment qui se poursuivra lors de la manipulation des ustensiles, de cuisson (odeurs) et de la dégustation.

Remarque : *Ce mode d'animation non directif est adapté pour les personnes âgées. Il permet à chacune de s'approprier ce moment et de favoriser les relations.*

De manière générale, pour favoriser l'activité d'une personne âgée, l'AMP doit veiller à ce que certaines conditions soient mises en place :

- *créer un environnement affectif et sécurisant ;*
- *organiser l'espace ;*
- *choisir les outils et les médiateurs adaptés ;*
- *respecter l'autonomie des personnes.*

32 Le projet d'animation et les activités d'éveil de l'enfant

I. Définitions

- Le *projet d'animation* permet de réfléchir à la mise en œuvre d'une activité ou d'un jeu. Il s'élabore à l'avance, selon une méthode permettant l'analyse globale de la situation.
- Les *activités d'éveil* de l'enfant sont des activités de jeux qui ont pour objectif de stimuler l'éveil de l'enfant (c'est-à-dire toutes les facultés physiques, psychologiques, cognitives et tous les sens).

II. Notions essentielles

A Le projet d'animation (la méthode du QQQOCP)

Un projet d'animation ou d'activité se prépare toujours à l'avance. Le responsable du projet doit se poser plusieurs questions, cernant les objectifs, la catégorie de l'activité et les modalités d'expression.
On peut utiliser la méthode du QQQOCP, qui permet une *analyse globale* de la situation. C'est le : Qui ? Quoi ? Quand ? Où ? Comment ? Pourquoi ? de l'activité en question.

- « *Qui* », ce sont les *personnes* à qui s'adresse l'activité (quel est leur nombre, leur âge, leurs capacités psychomotrices ? etc.).
- « *Quoi* », c'est *l'activité choisie* (vais-je choisir une activité à caractère individuel ou collectif ?).
- « *Quand* », c'est le *moment choisi* de la journée pour organiser l'activité (le matin ? l'après-midi ?).
- « *Où* », c'est le *lieu choisi* pour cette activité (dans l'appartement ? le jardin ? etc.).
- « *Comment* », c'est le *matériel à prévoir* pour réaliser cette activité (gros matériel ? petit matériel ?).
- « *Pourquoi* », c'est l'*intérêt* de l'activité pour ces personnes (à quels besoins essentiels répondre ? à quelles attentes ?).

NB. Le *pourquoi* peut se placer à tous les niveaux de la réflexion.[23]

B Les diverses activités d'éveil de l'enfant

Prenons deux exemples.[24]

a Les récits et les contes

Quels contes choisir et pour quel âge ?

- *Pour les petits* : l'histoire est simple. Les personnages sont des animaux ou des enfants qui lui rappellent son vécu quotidien.
- *Pour les plus grands* : les personnages sont plus nombreux et vivent des aventures qui font peur. L'histoire est plus longue et la langue plus riche. L'histoire fait appel à l'imaginaire.

Quelle technique d'animation choisir ? Elle se fait en trois temps :

- *L'adulte récite une petite formule d'introduction*. Prenons un exemple :
  - « Toc-toc-toc, petit lapin ! Es-tu là ? Puis-je entrer ? »,
  - « Non, je dors encore un peu ! »,
  - « Toc-toc-toc, petit lapin ! Es-tu là ? »,
  - « D'accord, je sors ! » et l'histoire peut commencer !
- *L'adulte raconte l'histoire aux enfants*. Il veillera au cours de l'activité à parler lentement (varier les intonations), à regarder les enfants au cours du récit, à faire des pauses, à écouter les commentaires des enfants et à répondre aux questions qu'ils posent au cours de l'activité.
- *L'adulte clôture* en récitant une formule d'adieu et prépare les enfants à l'activité suivante (repos, sieste). On recommande à l'animateur d'annoncer la clôture de l'activité quelques minutes avant la fin de l'histoire (l'enfant doit comprendre que tout plaisir a une *fin*).

b Le chant

Le chant vise à initier l'enfant au rythme musical, l'adulte lui propose de taper dans les mains, ou sur des objets, en rythmant le chant, ce qui va également développer l'écoute musicale.

L'animateur fait écouter plusieurs fois la chanson. Les enfants observent son attitude (la position du corps, les gestes, les mimiques...).

---

23 Pourquoi qui ? Pourquoi quoi ? Pourquoi quand ? etc.

24 Par souci de concision, nous ne pouvons développer les différentes activités d'éveil de l'enfant. Pour en savoir plus, se reporter aux livres spécialisés. Ex. : *Guide de la petite enfance* ou *Guide AP (Auxiliaire de puériculture)* par J. Gassier, Elsevier Masson.

Exemple : parmi les « chants à danser » qui remportent toujours un grand succès, citons *La danse des canards* où les enfants miment les canards tout en dansant.

III. Observation-Réflexion (rôle de l'AMP)

L'animation a pour objectif de stimuler les capacités des enfants en leur offrant des moments de jeux très prisés.
Les techniques d'animation ne demandent pas un matériel très élaboré. Toutefois, elles font appel à l'imagination de la personne chargée de l'animation, et à sa volonté de satisfaire les goûts et les besoins des enfants dont il a la charge.
L'AMP ne doit jamais *jouer au pédagogue*. Il doit laisser parler sa sensibilité, sa joie de la découverte, en accompagnant l'enfant dans son plaisir, dans son imaginaire. Il doit accorder du *temps* à cette activité d'éveil, où l'enfant donne vie aux images.
L'AMP veillera à :

A Proposer des activités variées et de courte durée

Il faut rappeler que généralement les enfants se *fatiguent vite*. De ce fait, l'AMP veillera à ce que les activités soient (autant que possible) variées dans le temps et de courte durée, pour éviter de lasser les enfants. La nouveauté séduit davantage.

B Proposer des temps de repos

- Ils sont nécessaires en cours d'activité, si les enfants émettent des signes de fatigue ou de lassitude.
- Ils sont utiles à la fin de l'activité, lorsqu'elle a sollicité une dépense physique assez importante ou lorsque le repas de midi fait suite à l'activité.

C Adapter les accessoires

Certaines activités nécessitent l'utilisation de matériel (cerceaux, briques...). Toutefois, à ce sujet, il faut se rappeler que :
- un *excès d'accessoires* détourne l'attention des enfants, qui ne peuvent plus se concentrer sur l'activité elle-même ;
- un *manque d'accessoires* ne permet pas à l'enfant d'exploiter toutes ses possibilités.

Situation La fiche technique de l'activité d'expression corporelle

Janou (AMP) organise aujourd'hui à la crèche, pour huit enfants de 2 à 3 ans, une activité d'*expression corporelle*. Elle prépare *méthodiquement* son projet d'animation et utilise en conséquence une *fiche technique* qu'elle considère comme son « mémo ». Cela lui évite les *oublis* qui pourraient être préjudiciables au bon déroulement de l'activité et lui permet, dit-elle, de travailler *intelligemment* auprès des enfants.

Tableau 3.1. Un exemple de fiche technique.

	« Mémo »
1) Je prépare la salle et le matériel	1)
2) Je prépare les enfants	2)
3) J'anime l'activité	3)
4) Je transmets	4)
5) Je fais le bilan de l'activité	5)

Remarque : La fiche technique est une fiche qui favorise la réflexion et l'organisation méthodique.

Tout d'abord, l'AMP va *lister le matériel* nécessaire à l'activité et vérifier sa disponibilité ; ensuite, elle va préparer les enfants en leur annonçant et expliquant la nature de l'activité. Puis elle va ensuite réfléchir à la *méthode d'animation* la plus appropriée (directive, semi-directive, non directive) et au « pourquoi ».

Au final, l'AMP va se questionner sur les éléments importants de l'*observation* des enfants afin de transmettre des *informations pertinentes* (réactions, paroles, comportements...) car un enfant qui ne veut pas jouer, qui s'isole, doit « alerter » le professionnel.

Après l'activité, le *bilan* va permettre à l'AMP de s'*auto-évaluer* afin de s'améliorer.

33 La méthodologie d'un exposé oral

I. Définition

L'exposé oral est une intervention d'une durée variable qui s'adresse à un auditoire dans le but de transmettre des informations. Par exemple, dans le cadre du travail, le professionnel peut présenter une visite programmée pour une sortie ou un projet d'activités.
L'*orateur* doit préparer son exposé méthodiquement, c'est-à-dire respecter certains principes qui permettront de le réussir au mieux.

II. Notions essentielles

A La préparation de l'exposé oral

L'orateur doit :

- s'assurer de l'*aménagement* de la salle (présence ou non de tableaux, d'outils de projection) et en vérifier le fonctionnement ;
- rassembler une *documentation* sur le sujet qu'il va exposer au groupe (prévoir un jeu de copies à distribuer) ;
- faire un *plan* très structuré de son exposé ;
- ne rédiger que des *notes* (ne pas détailler l'exposé par écrit) ;
- n'utiliser que le *recto* des feuilles qu'il aura devant lui pendant l'exposé.

B La réalisation de l'exposé oral

L'orateur veillera à :

a Présenter le projet

Il faut :

- *annoncer le projet* à l'auditoire, par exemple le projet de visite d'un musée, d'un centre aéré, etc. ;
- *développer des arguments*, par exemple l'accessibilité, le déroulement de la visite, le thème, l'historique, l'intérêt pour les personnes, etc.

b Maintenir l'intérêt de l'auditoire au cours de l'exposé

L'orateur doit être attentif aux réactions de l'auditoire et adapter ses intonations, ses attitudes, ses propos pour le « motiver ». Il veillera à :

- *regarder les auditeurs*. Le regard est le lien entre celui qui parle et celui (ou ceux) au(x)quel(s) il s'adresse. Il garantit l'efficacité de la communication. Regarder l'auditeur, c'est l'assurer que l'on parle pour lui, et donc le mettre en confiance ;
- *contrôler la façon dont les propos sont reçus*. Une mimique, des sourcils froncés sont des manifestations d'ennui, d'incompréhension de l'auditoire, qu'il faut prendre en compte ;
- *accepter les silences*. Un intervenant qui fait un exposé face à un auditoire est souvent décontenancé par le silence qui suit la traditionnelle interrogation : « Avez-vous des questions ou des remarques à formuler ? » Or, il faut laisser aux gens sollicités le temps d'intégrer les propos entendus, d'y réagir, de formuler leurs questions.

c Faciliter les prises de parole individuelles

L'AMP devra faciliter la prise de parole de chacun. Pour cela, il lui faudra repérer ceux qui ne parlent pas et les inciter, les aider aux échanges dans le groupe.

III. Observation-Réflexion (rôle de l'AMP)

L'AMP peut être amené à prendre la parole en groupe. Il veillera donc à être :

- *1. compris*. Pour cela, il doit :
  - utiliser des phrases simples et courtes,
  - employer un vocabulaire commun (termes connus du groupe) ;
- *2. écouté*, il doit donc :
  - varier le débit (qui ne sera ni trop lent ni trop rapide),
  - se déplacer si besoin dans la pièce (associer le geste à la parole) ;
- *3. entendu*, il doit :
  - installer correctement les auditeurs,
  - utiliser un registre de voix immédiat,
  - parler avec un volume suffisant, mais pas trop fort.

Situation L'exposé oral de José

José (AMP) travaille depuis quelques années dans un établissement médicalisé pour personnes âgées. Il a été chargé par sa direction d'organiser une réunion avec ses collègues, pour évoquer des *projets d'animation* adaptés aux personnes âgées de l'établissement.

José prépare méthodiquement son exposé et s'assure de l'aménagement de la salle. Il regroupe le matériel disponible : un tableau de papier blanc, des feutres et un appareil de projection (José fera visionner un film sur des animations réussies dans d'autres structures du même type).

Le jour de l'exposé, José veille à capter l'intérêt de ses collègues de travail. Il a prévu à l'avance l'*argumentaire* de son exposé (dont il a tracé le *plan* sur un petit carnet). Son objectif majeur est de faciliter les prises de parole individuelles pour connaître les avis de chacun mais aussi de convaincre l'auditoire de l'intérêt du projet.

Remarque : Cette situation illustre la préparation et l'organisation méthodique d'un AMP qui doit réaliser un exposé oral devant ses collègues de travail.

La préparation est à la fois *matérielle* et *intellectuelle*. Il aimerait les convaincre, les faire *adhérer* à un projet qu'il croit intéressant. En outre, l'AMP a le souci de donner la parole à chacun, ce qui est capital. En effet, certains participants ont des *difficultés à prendre la parole* dans un groupe pour poser des questions à l'orateur :

- soit parce qu'ils sont d'accord et de ce fait n'ont rien à dire ;
- soit (pour certains) parce qu'ils croient ne pas savoir parler, parce qu'ils n'ont pas de vocabulaire – ou croient ne pas l'avoir – ou parce qu'ils sont timides.

L'AMP aura donc un rôle « *fédérateur* » et « *facilitateur* ».

DOMAINE DE FORMATION 4

Le soutien médico-psychologique

34 La communication verbale et non verbale

I. Définition

Communiquer est un besoin social qui permet *d'échanger des messages*. Le message peut revêtir des aspects multiples. Cependant, lors de l'émission d'un message, il y a nécessairement un lien qui se crée entre l'émetteur et son destinataire.

Nous communiquons avec les mots (*communication verbale*) et nous nous exprimons par nos gestes, nos attitudes, notre regard (*communication non verbale*).

II. Notions essentielles

A Le schéma de la situation de communication

La situation de communication interpersonnelle peut être représentée par la figure 4.1. Elle comprend :

- un *émetteur* (E), c'est l'origine de l'information ;
- un *récepteur* (R), c'est le destinataire de l'information ;

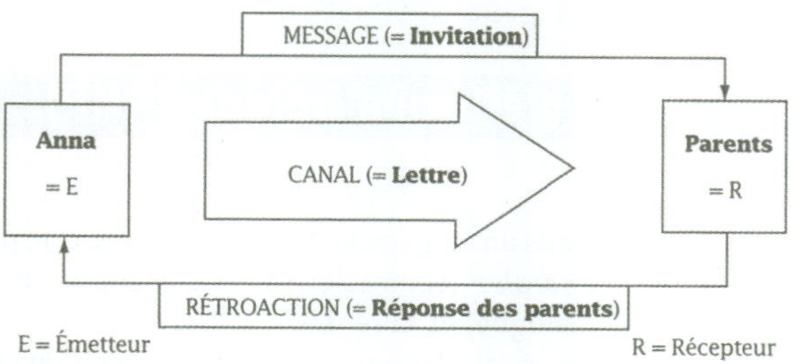

Figure 4.1. Exemple de communication interpersonnelle.[25]

[25] Explication : ici l'émetteur (E) s'appelle Anna, elle est directrice de crèche et envoie une lettre d'invitation aux parents, qui sont les récepteurs (R) du message. Anna attend une réponse des parents.

- un *canal*, c'est le moyen physique ou matériel permettant la transmission de l'information ;
- un *message*, c'est le contenu informatif de la communication ;
- une *rétroaction*, c'est la réponse possible du récepteur et l'éventuelle remédiation apportée par l'émetteur.

B Les aspects de la communication verbale

La communication verbale peut être :

- *fermée*, le message se manifeste sous la forme d'un ordre (signe d'autorité). La réponse attendue ne peut être que l'acceptation ;
- *ouverte*, le message peut solliciter une réponse. Il autorise alors une évolution : un dialogue se met en place.

C Les signaux de la communication non verbale

Les principaux signaux sont :

- la *posture* : elle informe sur l'éducation, mais elle traduit aussi le niveau d'attention accordée au message ;
- le *regard* : il peut être en lui-même émetteur (ex. : admiration béate) ou au contraire quêter l'approbation d'autrui ;
- la *distance* entre les personnes en présence : elle varie selon la familiarité, renforce ou annule les sentiments sous-jacents ;
- le *toucher* : le contact physique entre deux personnes a une grande charge émotionnelle. Il rassure le malade, réconforte la personne âgée ;
- les *mimiques* (ou expressions du visage) : elles peuvent exprimer la peur, la joie, la méfiance, le dégoût (*cf.* Situation).

III. Observation-Réflexion (rôle de l'AMP)

L'AMP veillera à :

- *ne pas parler trop fort* dans un langage en tête-à-tête avec une personne ;
- limiter le *débit de ses paroles* et moduler sa voix, accepter les silences, car ils sont utiles au dialogue, et faire des « *pauses* » ;
- *être compris*, utiliser un vocabulaire simple, clair et précis, accompagné d'un ton chaleureux. Il évitera la *déformation* : un ou plusieurs mots mal compris peuvent avoir des conséquences préjudiciables ;
- *reformuler les propos au cours d'un échange*. En reformulant à la personne le contenu de ses propos, l'AMP l'aidera à préciser ses besoins, à clarifier son point de vue. Il existe différents types de reformulation :

- la *reformulation par écho*. L'AMP répète simplement les mots que la personne vient de prononcer,
- la *reformulation-reflet*. Si la personne dit : « Je suis complètement épuisée », l'AMP peut dire : « Vous vous sentez à bout »,
- la *reformulation-clarification*. À la phrase précédente prononcée par la personne, l'AMP peut répondre : « Vous voulez dire que vraiment vos forces vous quittent ? »,
- la *reformulation de synthèse*. Après un monologue assez long de la personne, l'AMP peut répondre : « Si j'ai bien entendu, vous avez donc dit… » et résumer les propos de la personne,
- la *reformulation positive*. Face aux interpellations très négatives de la personne, l'AMP doit « positiver » avec des phrases du type : « Il est important pour vous que je puisse vous faire confiance, croyez-moi je le ferai ».

Situation **Les signaux non verbaux des passagers du métro !**

Nous sommes dans le métro un matin à 7 h 30. Il y a beaucoup de monde et soudain le métro s'arrête sous un tunnel. La panne s'installe... Le métro reste à l'arrêt plus de 20 minutes sans qu'aucune information ne soit donnée. Personne ne parle et, pourtant, chacun manifeste sa mauvaise humeur. *M. A.* tape du pied ; *Mme B.* est pâle et soupire ; *Melle C.* regarde sa montre toutes les minutes, ses mains sont crispées sur un livre (qu'elle ne lit plus) ; *M. D.* fronce les sourcils et regarde en direction de sa femme avec des yeux interrogateurs.
Dans la scène ci-dessus, la communication existe et pourtant aucune parole n'a été échangée. Les personnes s'expriment par des gestes, des attitudes, des regards qui en disent plus long que des paroles...

Remarque : Cette situation illustre quelques exemples de signaux du *langage non verbal* chez des personnes au cours d'une panne sous un tunnel. On peut imaginer le *ressenti* des différents voyageurs en les observant. Comment se traduisent les différents signaux du langage non verbal dans diverses situations ? Voici quelques exemples.

Tableau 4.1. Les signaux du langage non verbal.

	Signaux possibles du langage non verbal[a]
Regard	– fuyant, fixe, éteint, moqueur, anxieux…
Gestes	– mouvement des mains (croisement, ouverture ou fermeture, crispation…) – mouvement des jambes et des pieds (lancement, trépidation), tics nerveux (angoisse)…
Mimiques	– sourire forcé, grimaces, froncement des sourcils, tics nerveux (anxiété)…
Postures	– position du buste (raide, décontracté, penché…) – façon de se lever, de marcher, d'être assis (affaissé), tension, repli sur soi…
Apparence	– rougeur ou pâleur, tremblement, respiration accélérée ou bruyante, sueurs (angoisse)… – marques de fatigue…

a. Nous ne donnons ici que quelques exemples. Il existe bien d'autres signaux (d'où les pointillés…).

35 Les attitudes d'écoute

I. Définition

L'écoute est l'*attention* portée à la parole d'autrui.
L'écoute de la personne par le professionnel médico-social, et en particulier l'AMP, est très importante.
La formation à l'écoute est indispensable à l'accompagnement des personnes âgées.

II. Notions essentielles

Les six attitudes d'écoute[26]
Nous allons aborder les attitudes d'écoute en rapport avec la situation (*cf.* Situation). L'AMP peut manifester différentes attitudes.

A L'attitude de support (d'aide ou de soutien)

Elle vise à faire appel aux *sentiments* et vise à encourager la personne.

- L'AMP peut dire : « Bonjour M. A., je suis là pour vous aider, nous allons parler de votre problème. »

B L'attitude de décision

Elle privilégie l'action. Elle est basée sur les conseils ou les ordres. Elle vise à dire à la personne qu'il y a toujours quelque chose à faire.

- L'AMP peut dire : « Je vous comprends, M. A., mais vous allez d'abord goûter ce repas et après votre avis sera différent ! »

C L'attitude d'évaluation

Elle tend à prononcer un jugement.

- L'AMP peut dire à la personne : « Voyons, M. A., ce n'est pas bien de parler ainsi ! »

26 Selon le psychologue Elias Porter.

D L'attitude d'enquête

Elle vise à poser des questions. Elle fait des investigations pour cerner toutes les données.

- L'AMP peut dire à la personne : « Pourquoi dites-vous ça, M. A. ? », « Avez-vous eu un problème avec quelqu'un de l'équipe ? »

E L'attitude d'interprétation

Elle vise à chercher des raisons, des causes. Elle veut trouver des explications, mais, en fait, elle les impose.

- L'AMP peut dire à la personne : « C'est parce que vous avez mal dormi, M. A., que vous n'avez pas faim aujourd'hui ? »

F L'attitude de compréhension (ou d'écoute active)

Elle vise à comprendre, elle favorise l'échange relationnel, mais elle s'en tient à ce qui a été dit par la personne.

- L'AMP peut lui dire : « Je comprends votre problème, M. A., l'absence d'appétit fait partie des symptômes liés aux médicaments dont a parlé le Docteur X. hier matin. »

III. Observation-Réflexion (rôle de l'AMP)

L'AMP veillera à :

A Rechercher l'attitude d'écoute adaptée

Comme chacun des membres de l'équipe, l'AMP doit rechercher quelle est l'attitude d'écoute qui convient le mieux (celle qui lui paraît la plus appropriée).

L'attitude de *compréhension* (dite d'écoute active) semble la plus appropriée. Elle se contente de reformuler les propos entendus dans le but de mieux les saisir.

Il ne s'agit pas pour l'AMP de jouer au psychologue ou de répéter mot à mot la phrase énoncée par la personne. Il s'agit d'une *écoute active*. On peut redire avec ses propres mots ce que l'on a pu comprendre. La personne saura alors rectifier et préciser sa pensée si elle sent que la priorité lui est accordée pour mener la conversation comme elle le désire. La personne sait qu'elle a été *écoutée donc comprise*.

B Adapter l'écoute à la personne

- Pour la *personne malentendante* : l'AMP doit lui parler en se positionnant face à elle et en l'assurant de son attention.
- Pour la *personne aphasique* (la personne comprend ce qu'on lui dit, mais ne peut formuler de réponse) : l'AMP doit s'adresser à elle normalement et mettre à sa disposition une ardoise afin qu'elle puisse répondre. Si l'écriture est difficile, la personne peut s'exprimer par des gestes, des signes, en désignant les objets. L'AMP lui portera une attention double.
- Pour la *personne malvoyante* : la communication verbale n'est pas perturbée. L'AMP doit éviter les silences trop longs. Elle doit lui prouver qu'elle lui porte une « écoute active », qu'elle est bien là (près d'elle).
- Pour la *personne désorientée dans l'espace et dans le temps* : la personne ne sait pas où elle se trouve ou n'a plus de notion du temps. Elle peut être angoissée par cette situation. L'AMP doit la rassurer, la sécuriser (« Oui, je vous *écoute*, je suis là pour vous aider »).

Situation L'écoute active portée à M. A.

M. A., âgé de 76 ans, est en maison de retraite. Son moral s'est considérablement dégradé à la suite de son opération de la hanche.

Aujourd'hui, M. A. refuse le repas qui lui est servi et dit à l'AMP : « Je n'ai pas faim, vos repas ne me donnent pas appétit, laissez-moi tranquille ».

Anita (AMP) peut lui répondre de six façons différentes. Chaque réponse correspond à une attitude d'écoute différente (que nous avons vue précédemment).

Remarque : Le psychologue Porter distingue *six attitudes d'écoute* qui éclairent la relation d'aide (vues précédemment). Les connaître permet d'analyser sa conduite et d'améliorer sa relation.

L'attitude d'écoute active est recommandée au professionnel du médico-social, car c'est une attitude de *compréhension*, qui est ouverte et facilite le dialogue. Elle réconforte la personne.

36 Le processus d'observation, la relation d'aide

I. Définitions

- L'action doit toujours être précédée de l'*observation*. En terme de psychologie, *observer* signifie sélectionner, enregistrer, coder un certain nombre de données.[27]
- La *relation d'aide* regroupe tous les *modes d'action* auprès de la personne afin de répondre à ses besoins particuliers.

II. Notions essentielles

A Les techniques et objectifs de l'observation

Il existe trois techniques d'observation :

- l'*observation directe*, c'est-à-dire *de visu* (ex. : le professionnel observe la personne et analyse les réactions) ;
- l'*observation indirecte* à l'aide d'outils élaborés (ex. : les tests, les grilles…) ;
- l'*auto-observation* : le professionnel (par exemple) analyse ses propres réactions lors d'une relation d'aide.

L'objectif de l'observation est de :

- comprendre la situation vécue par la personne ;
- déceler sa souffrance ;
- élaborer un plan d'intervention et de relation d'aide ;
- exercer un suivi sur l'évolution de la personne.

B Les principes et objectifs de la relation d'aide

L'intervention ou relation d'aide, devra avant tout respecter les « 3 R » :

- **R**especter l'autre ;
- **S**e respecter soi-même ;
- **S**e responsabiliser au cours de ses actions.

---

27 Au sujet de l'observation, Denis Diderot disait : « L'observation recueille les faits, la réflexion les combine et l'expérience vérifie le résultat ».

L'objectif de la relation d'aide est de développer chez la personne :

- la confiance ;
- l'autonomie ;
- les ressources latentes sur le plan humain (dont la socialisation).

III. Observation-Réflexion (rôle de l'AMP)

Quand on parle de relation d'aide, il est indispensable que l'AMP fasse la distinction entre l'idée (sous l'angle technique) de *faire un soin* et celle de *prendre soin de quelqu'un*. C'est une différence qui permet d'inscrire son action dans une perspective porteuse de sens humain pour la personne aidée.

Le rôle du professionnel est d'accompagner et d'aider la personne à « réagir ». Il faut réveiller et favoriser la *motivation*, c'est un processus psychologique qui est déterminant pour aider la personne à avancer. Observer attentivement avant d'analyser une situation est essentiel dans toute prise en charge d'une personne. Accompagner consiste surtout à rester humble. C'est bien sûr le rôle de l'AMP de guider la personne en difficulté, mais il ne consiste en aucun cas à l'orienter vers un but prédéterminé. Il faut savoir guider la personne vers là où elle souhaite aller (ce qui n'empêche pas les suggestions ou les conseils), aller à son rythme et faciliter son évolution.

L'AMP doit se poser quelques questions essentielles à la relation d'aide. Citons-en quatre :

- *1. Suis-je capable de relations positives ?* C'est une façon de savoir manifester de la chaleur humaine à autrui, de l'attention, du respect ;
- *2. Puis-je faire preuve d'empathie ?* C'est une façon de savoir s'introduire facilement dans le monde des sentiments, du ressenti de la personne aidée. Cela permet de mieux la comprendre.
- *3. Puis-je accepter l'autre tel qu'il est ?* C'est une façon d'accueillir la personne sans la juger, sans avoir un regard intérieur désapprobateur.
- *4. Puis-je instaurer une relation basée sur la confiance ?* C'est une façon de créer immédiatement la sécurité dans les rapports humains en leur ôtant tout jugement de valeur. La personne est mise en confiance et se sent « libérée ».

Situation Les étapes du processus d'observation

Célia, jeune AMP, doit accompagner Mme G., personne de 80 ans dépendante. Elle ne connaît pas cette personne et va prendre ses fonctions ce matin.

Célia est d'un naturel calme et sait se concentrer ; qualités précieuses qu'elle va exploiter pour observer Mme G.

L'observation globale sera la première étape du processus. Célia observe l'attitude de Mme G. (elle est assise affaissée sur le fauteuil), ses mains (elles sont tremblantes) et sa tenue (elle paraît négligée).

Célia sait qu'elle devra rendre compte de ses observations à sa responsable et à la fille de Mme G. (qui envisage un placement de sa mère), elle va donc affiner son observation : a-t-elle tout vu ? N'a-t-elle rien oublié ? Si ! Elle va observer à présent le regard. Celui de Mme G. est distrait, absent, vide, angoissé (il en dit long à lui tout seul). Elle observe enfin l'environnement de la personne. Célia voit une table où sont posés de nombreux magazines. Mais ceux-ci n'intéressent pas Mme G, elle ne les lit pas.

Tous les éléments d'observation semblent concorder pour dire que l'humeur de Mme G. n'est pas bonne.

Remarque : Cette situation illustre les étapes du *processus d'observation* d'une personne.

Le langage non verbal de Mme G. est observé par la professionnelle à tous les niveaux (la posture, la gestuelle, le regard...).

Le processus d'observation va suivre à peu près quatre étapes.

- *1re étape* : *on observe* d'abord passivement la personne ou la situation ;
- *2e étape* : *on vérifie* l'information reçue en se questionnant :
  - 1er questionnement : qu'est-ce que je vois ? Qu'est-ce que je comprends ?
  - 2e questionnement (reformulation) : ai-je bien vu ça ? Ai-je bien entendu ça ?
- *3e étape* : *on valide* ce qui a été perçu par nos sens. Pour cela, il faut à nouveau observer ;
- *4e étape* : *on interprète*, on analyse ce qui a été perçu.

Mais la professionnelle va à nouveau se questionner pour offrir à la personne une *relation d'aide efficace* :

- La personne peut-elle réagir ? Quelles sont ses ressources ?
- Que puis-je faire pour la motiver ? L'aider ? Quels moyens trouver ?

37 L'aide à l'autonomie

I. Définition

L'autonomie, c'est la *capacité d'être indépendant* dans ses actions. La vieillesse est souvent marquée par la diminution de l'autonomie.
Les objectifs de l'aide apportée par l'équipe de soins peuvent être très différents selon les personnes. Il s'agira soit de maintenir l'autonomie résiduelle, soit de restaurer l'autonomie perdue.

II. Notions essentielles

A Les principes et objectifs de l'aide à l'autonomie

Le professionnel peut avoir deux objectifs :

a Maintenir l'autonomie résiduelle

L'objectif de l'aide est d'encourager la personne à retrouver une partie de son autonomie pour lui faciliter la vie au quotidien.

- Ex. : *Mme Z.*, 85 ans, a été opérée d'une fracture du col fémoral. La rééducation lui permet la marche avec un déambulateur, mais elle ne peut obtenir une autonomie totale du déplacement, car Mme Z. a très peur de retomber. Son état osseux et musculaire n'est pas bon et elle souffre de perte d'équilibre.
- *Explication* : l'objectif du professionnel pourra être de solliciter la motricité chez cette patiente pour éviter qu'elle ne devienne impotente et grabataire. Il serait sans doute irréaliste d'envisager une restauration totale de l'autonomie de déplacement.

b Restaurer l'autonomie perdue

La personne qui a été hospitalisée pour une longue maladie ou qui subit un handicap a perdu une partie de son autonomie. L'objectif des aidants est de l'aider à retrouver cette autonomie.

- Ex. : *Mme G.*, 80 ans, préalablement opérée et vivant seule à son domicile, présente un état dépressif. Elle s'ennuie, elle n'a plus goût à rien. Le professionnel l'aide à retrouver son autonomie perdue. L'aide porte sur le rétablissement de relations sociales qui ont été altérées par l'hospitalisation.

- *Explication* : le choix d'un objectif et d'une stratégie dépend de l'état de la personne aidée, de son âge, du diagnostic médical et de l'évaluation de la perte d'autonomie. L'aide est *ponctuelle* ou *définitive*, de courte durée ou durable. Elle doit permettre à l'individu de s'adapter à son nouvel état de santé.

B L'évaluation du degré d'autonomie et du besoin d'aide

Il faut évaluer le degré d'autonomie de la personne pour fixer l'objectif que l'on veut atteindre par l'aide apportée et mesurer les progrès réalisés.

a La grille d'évaluation des actions

Cette grille d'évaluation présente plusieurs variables. L'intervenant auprès de la personne doit noter A, B ou C dans la case correspondante : A = fait seul totalement ; B = fait partiellement ; C = ne fait pas.

Tableau 4.2. Grille d'évaluation des actions[a].

	Variables	A	B	C
1	*Gestion* : gérer ses propres affaires, son budget, ses biens			
2	*Cuisine* : préparer ses repas et les conditionner pour être servis			
3	*Ménage* : effectuer l'ensemble des travaux ménagers			

a. Par souci de concision pour ce *Mémo-fiches*, nous ne pouvons offrir la totalité de la grille d'évaluation des actions (qui a 17 variables discriminantes) et la totalité des GIR (6 au total). Pour plus de détails, se reporter au livre de référence.

b Les six niveaux de GIR

La grille permet de calculer six niveaux de GIR (Groupe iso-ressource). Exemples :

- GIR 1 : la personne a une *perte totale d'autonomie mentale*, *sociale*, *corporelle* et *locomotrice*. Une aide continue est indispensable.
- GIR 2 : la personne a une *perte d'autonomie locomotrice* (lit ou fauteuil), mais les fonctions mentales sont conservées (ou inversement). Dans ces deux cas, une prise en charge est nécessaire dans les actes de la vie courante.

III. Observation-Réflexion (rôle de l'AMP)

Pour restaurer ou maintenir l'autonomie des personnes, l'AMP veillera à :

- favoriser le maintien des liens familiaux et amicaux de la personne ;
- solliciter la participation active de la personne pour les activités socioculturelles ;
- « aider à faire » et non « faire à la place de la personne » pour gagner du temps ;
- laisser à la personne le temps d'agir par elle-même ;
- en faire ni trop ni trop peu :
  - « *trop* », c'est aller vers l'installation de la personne dans la dépendance,
  - « *trop peu* », c'est la mettre en situation d'échec, donc en danger physique ou psychique ;
- avoir une attitude éducatrice, encourageante, rassurante ;
- travailler en étroite collaboration avec l'équipe (transmettre toutes ses observations).

Situation **L'évaluation du degré d'autonomie de Mme G.**

Mme G. (80 ans) attend aujourd'hui la visite d'une assistante sociale qui doit remplir pour elle une demande d'*Allocation personnalisée d'autonomie (APA)*. Pour obtenir cette aide, il faut remplir la grille d'évaluation. Mme G. va l'obtenir à partir des informations suivantes :

- Mme G. se déplace seule avec une canne dans sa maison, mais ne peut se lever seule de son lit ;
- elle a besoin d'aide pour sa toilette et pour l'habillage (mais peut participer) ;
- elle s'alimente bien et ne présente pas de problème d'élimination.

L'assistante sociale complète les éléments suivants sur la grille d'évaluation :

- *transferts* : C ;
- *déplacements à l'intérieur* : A ;
- *toilette* : B ;
- *habillage* : B ;
- *élimination* : A.

La fille de Mme G et l'AMP donnent à l'assistante sociale des informations précieuses sur le comportement de Mme G. qui permettront de remplir toutes les cases de la grille.

Remarque : Cette situation illustre une demande d'APA pour une personne qui a, effectivement, perdu une partie de son autonomie et a besoin d'aide au quotidien.
Des évaluations successives du degré d'autonomie peuvent être faites par les professionnels au moyen de graphiques, tableaux divers qui visualisent l'état d'autonomie et son évolution dans chaque activité de la vie quotidienne. La forme de cible est la plus connue (*cf.* Figure 4.2).
Les personnes dont la perte d'autonomie correspond au GIR 1 à 4 peuvent bénéficier de l'APA.[28] Les personnes autonomes dont le GIR se situe entre 5 et 6 ne peuvent recevoir l'APA, mais peuvent solliciter auprès de leur mairie quelques heures d'aide ménagère par semaine avec une participation financière à leur charge.
L'attribution de l'APA n'est pas liée à une condition de ressources. Toutefois, ces dernières sont prises en compte lors de l'établissement de son montant.

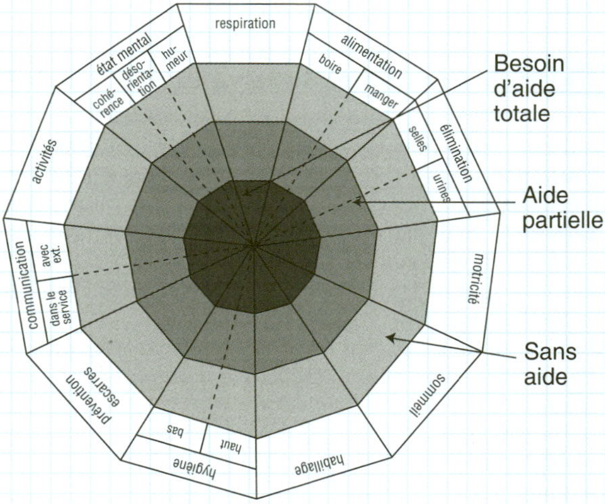

Figure 4.2. **L'évaluation du degré d'autonomie et son évolution.**

[28] Pour bénéficier de l'APA (Allocation personnalisée d'autonomie), il faut être âgé de 60 ans ou plus, être en situation de perte d'autonomie nécessitant une aide, résider en France.

38 Le secret professionnel, les transmissions

I. Définitions

- Le *secret professionnel* est l'obligation faite par la loi aux professionnels de ne pas révéler d'informations confidentielles obtenues en milieu de travail.
- Les *transmissions* sont les échanges d'informations entre professionnels. Elles peuvent être orales ou écrites.

II. Notions essentielles

A L'obligation de secret professionnel

a Les textes officiels

Les *textes* indiquent que chaque professionnel a pour devoir de « ne pas révéler d'informations à caractère secret, dont il serait dépositaire par sa profession » ; toute infraction au secret professionnel est passible de peines correctionnelles. Nul ne peut être dispensé de cette obligation, sauf dans le cas de dérogations prévues par la loi.

b Les dérogations prévues par le Code pénal

Les *dérogations au secret professionnel* prévues par le Code pénal sont les *déclarations de sévices et de violences* sur mineur de moins de 15 ans et sur personnes fragilisées (personnes âgées, handicapées, malades ou affaiblies). Concrètement, tout soignant doit signaler au cadre de santé, ou au médecin, les sévices ou privations qu'il constate dans le service. C'est une obligation. Notons ici la différence entre « *secret professionnel* » et « *réserve professionnelle* ».

L'*obligation de réserve professionnelle* concerne l'opinion personnelle que peut avoir un employé sur l'établissement (ou l'institution) qui l'emploie et sur ses collègues de travail, et le fait qu'il manifeste ouvertement cette opinion dans le cadre de son travail ; cette opinion pouvant porter atteinte à l'image de marque de l'établissement (ou de l'institution).

c La violation du secret professionnel

Toute violation du secret professionnel est une faute grave. Lors d'une violation du secret professionnel, chacun doit *répondre de sa faute individuellement face à la justice*. L'enquête va rechercher le quoi, le pourquoi et le comment de la faute.
Il s'agit d'apprécier l'intention du soignant lorsqu'il a violé le secret professionnel. Lorsque le soignant invoque « l'ignorance de la gravité de la faute » pour atténuer sa faute professionnelle, le tribunal prend très rarement en compte cet argument, en fonction d'un grand principe : « *nul n'est censé ignorer la loi* ».

B Les formes et objectifs des transmissions

Avant de transmettre des données, l'AMP doit réfléchir méthodiquement. Nous lui suggérons d'utiliser la méthode du QQQOCP (Quoi ? Qui ? Quand ? Où ? Comment ? Pourquoi ?).[29] Les transmissions des informations peuvent être orales ou écrites.

a Les transmissions orales

Elles peuvent concerner deux situations :
- le *relais entre deux professionnels*. Ex. : le professionnel transmet ce qu'il a fait à sa (son) collègue et/ou à sa (son) responsable. Il peut aussi transmettre des informations à la famille de la personne ;
- l'*urgence* : une situation urgente nécessite une décision immédiate. Le professionnel doit alors transmettre des *informations par téléphone*. Il laissera par ailleurs une trace écrite de sa démarche.

b Les transmissions écrites

Elles permettent de *conserver une trace* des éléments signalés et ont pour objectifs de :
- regrouper les informations sur la personne aidée, situer ses habitudes de vie, ses besoins fondamentaux, ses attentes... et donc éviter les risques d'oubli ;
- assurer le suivi de la personne par l'équipe et personnaliser les soins ;
- favoriser la concertation entre tous les membres de l'équipe professionnelle ;
- disposer d'un document légal en cas de problème juridique.

29 Voir le livre de référence pour plus de détails.

III. Observation-Réflexion (rôle de l'AMP)

- L'AMP doit respecter le secret professionnel, c'est-à-dire ne révéler aucune information orale ou écrite sur la personne et son environnement familial (santé, maladies, examens, budget, confidences, religion...).
- L'AMP doit respecter les consignes d'utilisation du cahier des transmissions : les notes doivent être synthétiques mais précises, claires, complètes, pertinentes et chronologiques (préciser l'horaire).
- L'AMP doit dater et signer ce qu'elle a écrit sur la personne. L'AMP veillera à informer la personne de ce qui a été rédigé et expliquera à la personne les intérêts des transmissions écrites.

Situation **Le cahier de transmissions de Célia**

Célia (AMP) s'occupe alternativement avec Lucia (AVS) de Mme G. (80 ans) à son domicile. Aujourd'hui, sur le *cahier de transmissions*, avant son départ, Célia a noté :

« Jeudi 17 juin, 17 h 30 :

- repas de 12 h : n'a mangé que le 1/3, a refusé le dessert ;
- 13 h 30–15 h (sieste) : n'a pas dormi (douleur articulaire à la main, dit-elle).
- 16 h (goûter) : l'a refusé et a pleuré (confidences reçues...).

NB. Famille informée (contact au téléphone avec Mme A., sa fille).

Signature : Célia D. (AMP) »

Célia quitte Mme G. bien décidée à ne pas divulguer les informations qu'elle détient sur la santé et le moral de la patiente à quiconque (y compris à son mari, ou ses enfants, qui la questionneraient).

Remarque : Cette situation illustre un exemple de *transmissions écrites* sur une tranche horaire précise. L'AMP peut noter beaucoup d'informations, mais elle veillera à ne transmettre que ce qui peut être utile. L'objectif étant d'améliorer toujours plus l'aide à la personne.

Exemples de données utiles :

- *les observations* sur la personne indiquant : ses réactions (fatigue, autonomie, tristesse...), les incidents éventuels (malaise...), le refus du repas, le refus des activités, des distractions, les insomnies... ;
- *les anomalies* : éruption cutanée, diarrhée, paroles de la personne exprimant une crainte, une angoisse, etc. ;

▶

- *les informations nouvelles* apprises au sujet de la personne (par sa famille ou un membre de l'équipe) ;
- *les soins ou actions réalisés* : toilette corporelle, aide à la marche, aide à l'élimination, etc.

Cette situation met également l'accent sur l'importance de garder secrètes les informations détenues en milieu professionnel (que ce soit à domicile ou en structure d'accueil, l'obligation de *secret professionnel* est la même). Les recommandations de la circulaire ministérielle doivent être respectées : les confidences relatives à la vie privée de la personne ne peuvent faire l'objet de transmissions écrites (c'est ce que démontre également cette situation). On ne saura rien du coup de fil entre Célia et la fille de Mme G.).

39 La surveillance des paramètres de santé

I. Définition

Les principaux paramètres de santé s'apprécient par l'évaluation de la *taille* et du *poids*, l'aspect de la *peau*, le degré de *température*, les fonctions *respiratoire*, *cardiovasculaire*, *neurologique*, *urinaire* et *intestinale*.
L'AMP doit être capable d'évaluer et de surveiller les principaux paramètres vitaux de la personne (aussi bien enfant qu'adulte) et cela dans le respect des consignes reçues, afin d'alerter en cas d'anomalies.

II. Notions essentielles

A L'évaluation de la taille et du poids

Cette évaluation constitue un élément important de la surveillance de l'état de santé. Les normes chez l'enfant sont présentées dans le tableau suivant[30].

Tableau 4.3. Les normes de taille et de poids chez l'enfant de 0 à 1 an.

a) La taille – nouveau-né : 50 cm – vers 6 mois : 65 cm – vers 1 an : 75 cm	Repères (d'après la TN)[a] = TN + 25 (moitié de la TN)
b) Le poids – naissance : 3,250 kg – 5 mois : 6,500 kg – 8 mois : 8 kg – 12 mois : 10 kg	Repères (d'après le PN)[b] (PN x 2) (PN x 3)

a. TN : Taille de naissance ;

b. PN : Poids de naissance.

[30] Par souci de concision, nous ne pouvons aller au-delà de l'âge de 12 mois. Pour plus de détails, consulter l'ouvrage de référence.

- *Chez l'enfant*, la pesée est effectuée soit à la maison, soit lors des consultations médicales afin d'établir un critère de référence. Il faut savoir que tout état pathologique aura une incidence immédiate sur la croissance staturopondérale de l'enfant.
- *Chez l'adulte*, la pesée est effectuée lors de certaines pathologies qui peuvent avoir aussi une incidence sur le poids (ex. : maladies chroniques, cancers, obésité...).

B L'évaluation de l'aspect de la peau et des muqueuses

C'est un indicateur important de l'état de santé de la personne.

a Les normes

- La *couleur* : la peau est généralement rosée.
- La *chaleur* : la peau est tiède.
- L'*aspect* : la peau est intègre et sèche (sans sueur), son élasticité varie selon l'âge.

b L'identification des anomalies

On peut observer des anomalies très diverses. Ex. : érythème, éruption, sueur...

C L'évaluation de la fonction respiratoire

a L'évaluation de la fréquence respiratoire

C'est le nombre de mouvements respiratoires réalisés en une minute.
Les *normes* varient physiologiquement en fonction de l'âge. Ex. : celle de l'adulte est d'environ 16 à 20 mouvements par minute.

b L'identification des anomalies

Elles sont très diverses ; citons-en deux :

- une *apnée* : interruption de la respiration ;
- une *bradypnée* : ralentissement de la fréquence respiratoire.

D L'évaluation de la fonction cardiovasculaire

a L'évaluation de la fréquence cardiaque

Elle s'effectue par la prise du pouls.
Les *normes* chez l'adulte sont d'environ 60 à 80 pulsations par minute.

b L'évaluation de la tension artérielle

La mesure s'effectue à l'aide d'un tensiomètre.
Les *normes* chez l'adulte jeune varient entre 12 et 14 pour la pression maximale, 7 à 8 pour la pression minimale.

c L'identification des anomalies

Les anomalies de la fréquence cardiaque sont très diverses. Citons pour exemple la *tachycardie*, fréquence cardiaque accélérée (plus de 100 pulsations/minute).

E L'évaluation de la fonction de thermorégulation

a L'évaluation de la température

La température corporelle est le degré de chaleur du corps. Elle s'apprécie au moyen d'un thermomètre.
Les *normes* se situent aux alentours de 37 °C.

b L'identification des anomalies

Il en existe plusieurs. Ex. : l'*hyperthermie* (température supérieure à 38 °C).

F L'évaluation de l'élimination urinaire

a Les critères d'observation

L'urine est évacuée par les voies urinaires. Les critères d'observation sont (entre autres) : la *couleur* (jaune paille) et l'*odeur* (sans odeur caractéristique).

b L'identification des anomalies

Citons pour exemples :

- une modification de la *couleur*. Ex. : la couleur rouge traduit la présence de sang (hématurie) ;
- une modification de l'*odeur*. Ex. : acétonique ou putride (infection urinaire).

G L'évaluation de la fonction intestinale

a Les critères d'observation

Une selle normale doit être spontanée, moulée et de coloration brunâtre.
Les *normes* chez l'adulte sont d'environ une selle par jour (ou tous les deux jours).

b L'identification des anomalies

On observera certaines anomalies de la *fréquence de la défécation*. Exemple :

- la *constipation* : retard dans l'élimination des matières fécales ;
- la *diarrhée* : évacuation trop importante de selles avec modification de la consistance (molles ou liquides).

III. Observation-Réflexion (rôle de l'AMP)

L'AMP doit savoir :

- évaluer les *données*, c'est-à-dire les informations sur les « *paramètres de santé* » ;
- connaître les *critères d'observation* de la personne pour apprécier les différentes fonctions (respiratoire, cardiovasculaire...) ;
- identifier les *différentes anomalies* et les signes révélateurs d'un problème de santé ;
- évaluer ce qui relève d'une *intervention* immédiate (à court terme) ;
- apprécier les limites de son intervention (dans le respect de sa mission) ;
- faire les *transmissions* à la responsable et à l'équipe.

Situation **L'utilisation d'une feuille de surveillance**

Célia, AMP auprès de Mme G. (80 ans), apprécie l'exacte mesure de ses responsabilités professionnelles. Elle exerce un métier humain. Toute faille, toute erreur, tout oubli peuvent avoir de graves répercussions sur la personne aidée.

Célia utilise beaucoup l'observation. Grâce à ses différents sens, elle sait apprécier les signes indicateurs de bonne santé ou de dégradation de l'état de santé de Mme G. Par exemple :

- *à la vue*, elle identifie l'aspect de la peau (rosée aujourd'hui) ;
- *au toucher*, elle sent que sa peau n'est ni chaude ni moite ;
- *elle écoute* attentivement ce que dit Mme G. et apprécie l'état de non-douleur et le moral de celle-ci.

Par ailleurs, très soucieuse de la précision de ses *transmissions*, lorsque Mme G. a eu la grippe hivernale, Célia a utilisé une *feuille de surveillance*[31] sur laquelle elle a noté la température, les éliminations, la prise alimentaire, la tension et le pouls, ainsi que certains résultats des analyses biologiques. Elle a aussi noté le traitement prescrit à Mme G. Ainsi, la famille a pu garder une trace écrite de l'état de santé de celle-ci à une période précise, celle de la maladie.

Remarque : Cette situation illustre l'utilisation d'une *feuille de surveillance* par l'AMP où toutes les données y sont inscrites. Bien que certaines mesures et leur transcription ne relèvent pas des compétences de l'AMP, il est important que ces professionnels connaissent cet outil utilisé en milieu hospitalier. Il facilite non seulement le *suivi* de la personne, mais il peut, à lui seul, justifier des soins qui ont (ou n'ont pas) été pratiqués sur la personne (il a une *valeur juridique*).

31 Par souci de concision, nous ne pouvons représenter celle-ci dans ce *Mémo-fiches*. Voir un exemple de feuille de surveillance dans l'ouvrage de référence.

40 La prévention de la maltraitance

I. Définition

On appelle *situation de maltraitance* toute situation où une personne subit des sévices, de nature physique ou psychologique.
Il est important de détecter le plus rapidement possible les signes permettant d'identifier les mauvais traitements, tout en évitant les erreurs d'appréciation (celles-ci pouvant être préjudiciables à la personne et à sa famille).

II. Notions essentielles

A La maltraitance chez la personne âgée

a Les manifestations de la maltraitance

La maltraitance peut s'exprimer de différentes façons. Prenons quelques exemples, la personne maltraitante peut :

- être *brusque* dans ses gestes par négligence (ou avoir des *gestes violents*). Ex. : cogner la personne en la retournant pour un change ;
- utiliser le *chantage* pour obtenir la coopération de la personne. Ex. : « Si vous ne mangez pas votre purée, vous n'aurez pas de dessert » ;
- utiliser les *insultes* et les *humiliations*. Ex. : « Vous êtes dégoûtant, Papi, vous avez encore « pissé » dans votre pantalon ! »

La maltraitance occasionne toujours une grande souffrance pour la personne concernée.

b Les causes de la maltraitance

La maladie, la vieillesse, le handicap, la démence mettent chacun de nous en face de réalités difficiles à supporter et nous révèlent nos propres peurs et angoisses (peur de la mort, de la dépendance).
Le Docteur Huguenot, gérontologue, a dit : « Chacun de nous peut être un jour maltraitant, parce qu'il peut nous arriver d'avoir un passage à vide,

un instant de dépression, un moment où notre tolérance s'épuise, où nous ne pouvons plus nous contrôler ». Les manifestations de la maltraitance et ses causes sont de natures très diverses.

c Les solutions proposées

La prévention de la maltraitance repose sur différents principes que l'AMP doit savoir utiliser pour lui-même :

- *accepter ses propres limites* : savoir que personne n'est infaillible (même avec un diplôme en poche ou un statut de professionnel). Être capable de reconnaître ses limites n'est pas un aveu d'impuissance ;
- *parler de ses difficultés* : face à une situation difficile à vivre, il est important de pouvoir en parler à une personne compétente et de chercher ensemble des solutions.

B La maltraitance chez l'enfant

a Les manifestations de la maltraitance

Il existe différentes sortes de « violence sur enfant », citons :

- la *violence physique* (ex. : sévices avec coups, brûlures, morsures) ;
- la *violence psychologique* (ex. : insultes, humiliations) ;
- la *violence sexuelle* (ex. : attouchements, viol) ;
- la *négligence grave* (ex. : privation de soins, de nourriture).

b Les causes de la maltraitance

Il existe différentes causes :

- les *circonstances de la naissance de l'enfant* (ex. : enfant non désiré, enfant prématuré ou séparé de sa mère dès la naissance, enfant adultérin...) ;
- la *pathologie d'un parent* (ex. : maladie mentale, alcoolisme, toxicomanie, perversion...).

C Le signalement de la maltraitance

Quand on se trouve face à un cas de maltraitance, il convient d'en faire le compte-rendu aux personnes compétentes. C'est ce qu'on appelle l'information préoccupante.

L'obligation est faite à tout citoyen de signaler les cas de maltraitance ; le Code pénal prévoit des peines allant de 1 mois à 3 ans de prison à quiconque se serait abstenu de signalement.

Le secret professionnel qui lie les personnels médico-sociaux (dont les AMP) est levé quand il s'agit de sévices à mineur de moins de 15 ans (Code pénal, loi n° 71).

III. Observation-Réflexion (rôle de l'AMP)

Certaines capacités sont attendues chez l'AMP. Pour prévenir la maltraitance, il veillera à :

- reconnaître *ses limites*. Ex. : reconnaître les signes d'un débordement de travail auquel il faut remédier ;
- remplir sa fonction *avec humanité et dignité* : à chaque instant, il doit penser qu'il travaille avec de « l'humain » ;
- apprendre à *respecter autrui* par son comportement, ses gestes, ses paroles ;
- faire des *bilans quotidiens* sur son « attitude humaine et professionnelle ».

D'une façon générale, l'AMP a le devoir de signaler (par voie hiérarchique) tous les *signaux* des risques de maltraitance qu'il serait amené à suspecter. Il peut pour cela :

- *observer la relation mère-enfant* et en particulier la manière dont se tissent les *premiers liens d'attachement*. Il doit être particulièrement vigilant s'il constate des comportements peu maternants de la mère (absence de paroles ou de gestes de tendresse) ou s'il entend certaines révélations concernant l'absence de « désir d'enfant » de la mère ;
- *trouver des signes révélateurs de sévices* : l'AMP peut être amené à constater, au moment des soins, la présence d'ecchymoses, d'hématomes, de traces de coups. Il veillera à observer le comportement de l'enfant (réactions de repli, attitudes agressives, douleurs lors des manipulations au moment des changes ou du bain).

Situation L'auto-évaluation d'une professionnelle

Après deux ans de travail assidu auprès de Mme A. (patiente grabataire de 78 ans), Lucie (AMP de 26 ans) n'en peut plus. Elle est chaque jour malmenée par cette personne âgée qui est devenue acariâtre et agressive verbalement à son encontre. En fin de journée, en rentrant chez elle, Lucie ressasse toutes les *paroles* prononcées par Mme A. ; mais elle se questionne surtout sur son *comportement personnel* auprès de Mme A. (« Et si moi aussi j'étais maltraitante ? ») car elle sait que chacun de nous peut être maltraitant lorsque sa tolérance s'épuise et que la fatigue gagne. Alors, elle décide d'en parler ouvertement avec sa responsable, car elle ne supporte plus cette idée et préfèrerait « passer la main » plutôt que de poursuivre sur un registre que sa morale désapprouve totalement.

Remarque : Cette situation *ose parler* d'une *suspicion de maltraitance* de la part d'une professionnelle sur une personne âgée. On ne donne pas de détails sur les gestes ou sur les paroles qu'aurait pu faire ou prononcer l'AMP, mais on comprend que celle-ci soit « troublée » par son propre comportement. Et pourtant, cela arrive aussi.

Les aidants naturels (famille, entourage) peuvent être également fatigués. « L'échelle du fardeau » (de Zarit) permet de mesurer le degré d'épuisement de l'entourage face à une prise en charge lourde à domicile. Cette grille doit être remplie par l'aidant naturel en compagnie d'un médecin[32].

De même, le test de *burn-out* qui a pour but de vérifier le degré de fatigue ou de saturation des soignants ou des aidants.

Selon vos réponses, on pourra vous dire que :
- vous allez très bien (pas de problèmes pour vous) ;
- vous devez réexaminer vos méthodes de travail, votre mode de vie, ou vos priorités pour améliorer votre état ;
- vous êtes fatigué ou épuisé et il faut faire quelque chose ;
- votre état mérite des soins immédiats.

32 Par souci de concision, nous ne pouvons exposer ces tests. Pour plus de détails, consulter l'ouvrage de référence.

DOMAINE DE FORMATION 5

La participation à la mise en œuvre et au suivi du projet personnalisé

41 Le cadre juridique de la personne (filiation et autorité parentale)

I. Définition

On appelle capacité juridique toute « *compétence d'une personne en matière de droit* ». (L'enfant n'a pas de capacité juridique, ce sont ses parents et la société qui doivent défendre ses droits.)
Le cadre juridique de la personne regroupe les notions de *filiation* et d'*autorité parentale*[33].

II. Notions essentielles

A La filiation

a La filiation légitime

Il s'agit de la filiation de l'enfant né d'un *couple marié*. La filiation légitime est établie automatiquement par l'acte de naissance mentionnant le nom des parents.

b La filiation naturelle

Il s'agit de la filiation de l'enfant dont le père et la mère *ne sont pas mariés* ensemble. L'enfant peut être reconnu par l'un de ses parents avant sa naissance, dès sa naissance ou après sa naissance.

c La filiation inconnue ou non établie

Il s'agit de la filiation d'un *enfant naturel non reconnu*. En l'absence de filiation maternelle ou paternelle établie, la femme du père ou le mari de la mère peut conférer, par substitution, son propre nom de famille à l'enfant par une déclaration conjointe.

33 Lois de 2002 et de 2004 (filiation et autorité parentale).

d La filiation adoptive

Il s'agit de la filiation d'un *enfant adopté* par des parents adoptifs. L'adoption peut être plénière ou simple (dans le cas de l'adoption plénière, l'enfant prend le nom de l'adoptant).

B L'autorité parentale

« *L'autorité parentale est un ensemble de droits et de devoirs ayant pour finalité l'intérêt de l'enfant, jusqu'à sa majorité ou son émancipation* ».
Les droits et les devoirs concernent aussi bien les parents que l'enfant.

a Les droits et devoirs des parents

Les parents doivent :
- contribuer à l'entretien et à l'éducation de l'enfant ;
- protéger l'enfant dans sa sécurité, sa santé, sa moralité ;
- assurer son éducation.

b Les droits et devoirs de l'enfant

- L'enfant doit rester sous l'autorité parentale jusqu'à sa majorité ou son émancipation et, de ce fait, ne peut quitter le domicile familial.
- L'enfant a le droit d'entretenir des relations personnelles avec ses ascendants (grands-parents, oncles, tantes...) et même des tiers : parents ou amis (ex. : parrain, marraine...).
- L'enfant doit être associé aux décisions qui le concernent (selon son âge et son degré de maturité).

c L'exercice de l'autorité parentale

Il prend des formes différentes selon la filiation :
- lorsque la filiation est *légitime*, les père et mère exercent en commun l'autorité parentale et assurent ensemble les droits et les devoirs qui s'y rattachent ;
- lorsque la filiation est *naturelle*, l'un des parents (celui qui a reconnu l'enfant) exerce seul l'autorité parentale ;
- *en cas d'adoption plénière*, les parents adoptifs ont les mêmes droits et les mêmes devoirs envers l'enfant adopté qu'envers l'enfant dont la filiation est légalement établie (enfant légitime) et les enfants adoptés ont les mêmes droits et les mêmes devoirs que les autres enfants envers leurs parents adoptifs.

III. Observation-Réflexion (rôle de l'AMP)

L'AMP peut être amenée à répondre aux questions de parents ou futurs parents au sujet de la *filiation* et de l'*autorité parentale*.

Voici une question importante : « Qui détiendra l'autorité parentale si les parents se séparent ? »

L'exercice de l'autorité parentale est précisé par la loi pour les parents séparés. En voici les points essentiels :

- « la séparation des parents n'a pas d'incidence sur les règles d'exercice de l'*autorité parentale* ; elle laisse subsister les droits et les devoirs des parents à l'égard de l'enfant » ;
- « l'autorité parentale peut être exercée soit *conjointement* (par les deux parents) soit unilatéralement (par l'un des deux) ».

D'autres questions peuvent être posées à l'AMP. Exemples :

- *« Si l'exercice de l'autorité parentale est confié à l'un des deux parents, quelle sera la résidence principale de l'enfant mineur ? »*

La résidence sera fixée par le juge chez le parent exerçant l'autorité parentale. Mais celui-ci a le devoir :

  - d'accorder le droit de visite à l'autre parent et de l'informer des choix importants relatifs à la vie de l'enfant ;
  - de respecter les liens de l'enfant avec ses ascendants.

- « *Lorsque la filiation est établie à l'égard de l'un des deux parents et que, plus d'un an après la naissance de l'enfant, l'autre parent souhaite obtenir également l'autorité parentale, est-ce possible* ? »

Oui, l'autorité parentale pourra être exercée en commun s'ils en font la demande (déclaration conjointe devant le TGI) et si le parent reconnaît l'enfant (*cf.* Situation 2).

Situation — À chaque enfant sa filiation

Flora (20 ans) et Julien (23 ans)

Flora et Julien se sont mariés civilement le 2 juin et ont donné naissance à Apolline, qui a pris le nom de son père dès sa naissance.

Célia (18 ans) et Alberto (25 ans)

Célia et Alberto n'ont jamais vécu ensemble. Ils se sont connus à une soirée chez des amis et sont partis ensemble au cours de l'été.

Neuf mois après, un enfant est né (Carlos). Il a été reconnu par Célia. Aujourd'hui, Carlos a 5 ans et Alberto (plein de remords) a décidé de le « reconnaître ». Sa demande a été acceptée par Célia, car Alberto s'est toujours occupé de l'enfant et que cet enfant est très attaché à son père.

Laetitia (36 ans) et Hugo (42 ans)

Laetitia et Hugo ont voulu un enfant, mais n'ont pu le concevoir malgré tous les conseils et le suivi médical qu'ils ont reçus. De ce fait, ils sont allés en Asie satisfaire leur besoin de paternité et de maternité et sont aujourd'hui les heureux parents de Jade (3 ans).

Remarque : *Ces exemples illustrent différentes formes de filiation. Voyons leurs dénominations respectives :*

- *situation 1 :* il s'agit d'une filiation légitime ;
- *situation 2 :* il s'agit d'une filiation naturelle (que d'un commun accord les parents vont transformer en filiation légitime) ;
- *situation 3 :* il s'agit d'une filiation adoptive.

Quelle que soit la forme de filiation, les parents doivent assumer l'autorité parentale faite de droits et de devoirs.

42 La législation sanitaire et sociale (PMI et ASE)

I. Définition

L'ensemble législatif, à caractère sanitaire et social, vise à protéger les personnes. Le dispositif mis en place est très vaste. Il regroupe entre autres, la PMI (*Protection maternelle et infantile*) et l'ASE (*Aide sociale à l'enfance*).

II. Notions essentielles

A La Protection maternelle et infantile

La PMI est l'ensemble des mesures visant à protéger et à promouvoir la santé de la mère et de l'enfant de 0 à 6 ans.
Pour accomplir ses missions, la PMI doit mettre en place différents moyens d'action. Exemples : les *consultations prénatales*[34] *et postnatales* et les *consultations d'enfants de 0 à 6 ans*.
Les examens médicaux de l'enfant peuvent être effectués dans un centre de PMI ou chez un médecin traitant.

Tableau 5.1. Les missions de la PMI.

a) Actions de prévention et d'éducation à la santé auprès des parents	**b)** Actions de prévention et de protection auprès des enfants de 0 à 6 ans	**c)** Actions de surveillance et de contrôle des modes de garde
Exemples : – planification familiale ; – consultations prénatales ; – consultations postnatales ; – centres maternels, etc.	*Exemples :* – consultations d'enfants ; – bilans de santé en école maternelle ; – surveillance à domicile, etc.	*Exemples :* – contrôle des établissements d'accueil collectif de l'enfant (crèches...) ; – agrément et suivi des assistantes maternelles, etc.

34 La surveillance médicale de la femme enceinte se fait essentiellement grâce aux examens médicaux dont le rythme a été fixé par des textes officiels.

Dans le département, la PMI a pour mission de *contrôler* les différentes structures d'accueil. Exemple : les inspecteurs de l'ARS (agence régionale de santé) ne donnent des « autorisations d'ouverture » aux différentes structures d'accueil que si elles sont en conformité avec les normes d'hygiène et de sécurité en vigueur.

B L'Aide sociale à l'enfance

L'ASE est un organisme financé par le département. C'est un partenaire privilégié des professionnels de terrain (PMI, service social, écoles...) pour les décisions à prendre lors de situations familiales difficiles.

- L'objectif premier de l'ASE est de préserver l'unité familiale. Elle va donc :
  - aider les familles afin de prévenir l'abandon de l'enfant (*aide matérielle et financière*) ;
  - responsabiliser les familles dans l'éducation et l'entretien de l'enfant (*action éducative*) ;
  - assurer l'épanouissement de l'enfant dans sa famille ou, si besoin, dans une famille d'accueil (*aide psychologique*) ;
  - veiller à l'intérêt des enfants susceptibles d'être adoptés ; l'ASE instruit les dossiers en vue d'une adoption (*action administrative et juridique*).
- Il existe différentes catégories d'enfants protégés par l'ASE. Pour chacun, l'ASE étudie le mode de placement le plus approprié (si celui-ci s'avère nécessaire) et surveille l'enfant dans le cadre du placement choisi pour lui (famille d'accueil, internat...), ainsi que l'entretien de l'enfant[35].

III. Observation-Réflexion (rôle de l'AMP)

Une question est souvent posée à l'AMP : « Quelle est la *mission de l'assistant familial* dans le cadre de placements familiaux ? »
L'AMP saura dire que les familles d'accueil qui dépendent de l'ASE ont une *mission délicate*. Elles doivent accompagner l'enfant avec toute l'affection nécessaire à son épanouissement, sans toutefois se « l'approprier ». L'ASE doit veiller à ce que la séparation ne représente pas un *traumatisme supplémentaire* pour l'enfant. Le placement doit être le mieux *adapté* à

35 Par souci de concision, nous ne pouvons détailler les différentes catégories d'enfants. Pour plus de détails, consulter le livre de référence.

l'enfant : il peut être confié à un membre de la famille ou à une famille d'accueil (s'il n'a pas de famille).
Il faut savoir que l'action doit être menée par l'ASE en vue du *retour de l'enfant* au sein de sa famille, car dans la majorité des cas, cet enfant a une famille qui peut *venir le voir et le reprendre* (en accord avec l'ASE, dans l'intérêt de l'enfant).

Situation **Le placement provisoire de Sophie**

Sophie a 8 ans. Elle est placée dans un foyer car sa mère, usager de drogue, ne pouvait plus lui apporter un quotidien suffisamment sûr.
Le père de Sophie ne l'a pas reconnue lors de sa naissance. Elle n'a ni grands-parents ni famille proche pour prendre soin d'elle. C'est pourquoi elle est accueillie au foyer dans le cadre d'un placement provisoire.
La mère est actuellement hospitalisée afin de régler son problème d'addiction dans le but de retrouver sa fille dès que sa situation le permettra.

Remarque : *Cette situation illustre l'exemple d'un d'enfant placé au titre d'un accueil provisoire.*
L'ASE a pour mission d'exercer les droits et les devoirs de la famille qui n'en a plus les moyens. Les professionnels devront suppléer la famille, sur le plan moral et éducatif, auprès de l'enfant, dans le but d'un retour en famille, celle-ci conservant l'autorité parentale.

43 La protection juridique des personnes (mineures, hospitalisées, handicapées...)

I. Définition

Protéger quelqu'un, c'est « *le mettre à l'abri des dangers ou risques éventuels* ».
Une protection est nécessaire pour les personnes fragilisées (malades hospitalisés ou handicapés) dont il faut respecter les *droits*.

II. Notions essentielles

A Les droits de l'enfant mineur

Afin de défendre les droits de l'enfant, l'Organisation des Nations unies (ONU) a signé la *Convention internationale des droits de l'enfant*. En adoptant ce texte, les États s'obligent mutuellement au respect des droits de l'enfant qui n'a pas atteint sa majorité.
Extraits de la Convention des droits de l'enfant[36] :
1. L'enfant doit jouir de tous les droits énoncés dans la présente convention. Ces droits doivent être reconnus à tous les enfants, *sans discrimination* qui serait fondée sur la race, la couleur de peau, le sexe, la langue, la religion ou toute autre discrimination.
2. L'enfant doit se voir accorder des facilités par l'effet de la loi, afin d'être en mesure de *se développer* d'une façon saine et normale.
3. L'enfant a droit, dès sa naissance, à un *nom* et à une *nationalité*.
4. L'enfant doit bénéficier de la *Sécurité sociale*, d'une *alimentation*, d'un *logement*, de *loisirs* et de *soins médicaux adéquats*.

---

[36] Il s'agit de quatre extraits de cette convention. Nous avons mis en italique les points essentiels de chaque article. Par souci de concision, nous ne pouvons exposer ici les dix articles. Pour plus d'informations, consulter l'ouvrage de référence.

B Les droits de l'enfant mineur hospitalisé[37]

L'enfant mineur (moins de 15 ans) hospitalisé fait l'objet d'une législation spéciale. Voyons ci-après les obligations des parents de l'enfant et celles des médecins, du personnel et de l'administration de l'hôpital.

a L'autorisation indispensable des parents

Les parents doivent signer et dater une autorisation écrite pour tout ce qui concerne l'hospitalisation de leur enfant (soins, examens, intervention chirurgicale...).

b L'information au mineur hospitalisé

Le mineur mérite, plus que tout autre, le respect de sa personne et de sa dignité. Le mineur doit être informé par les médecins et le personnel de soins de son traitement et des soins prodigués.

c La protection du mineur hospitalisé

- Les *suspicions de fugues* ou les *disparitions* doivent être immédiatement signalées.
- La *sortie de l'enfant de l'hôpital* doit être surveillée. La personne qui vient chercher l'enfant doit correspondre à l'une des personnes responsables de l'enfant. Le personnel doit être vigilant à cet égard.

C Les droits de la personne hospitalisée

a Le droit à l'information (le livret d'accueil)

L'établissement ou un service d'aide à domicile doit remettre aux patients, lors de leur admission, un livret d'accueil qui regroupe les *informations obligatoires* (loi du 4 mars 2002) :

- accès au dossier médical, choix de la personne de confiance ;
- informations médicales, formalités à l'admission et à la sortie, etc.

b Le consentement aux soins

Le patient doit :

- *être consulté pour consentir à certains actes* (ex. : examens, acte chirurgical, traitements, soins, ou la recherche biomédicale, le don d'organes...). La loi confirme la nécessité de recueillir le consentement (libre ou éclairé) du

[37] Loi du 4 mars 2002.

patient pour tout acte médical et tout traitement le concernant, le patient peut les refuser ;

- *pouvoir quitter l'établissement de soins à tout moment* (selon le principe de la liberté individuelle). Son avis doit être respecté. Si le patient ne peut exprimer sa volonté, une personne de confiance (famille ou autre personne désignée par lui) le fera à sa place.

C Le respect de sa vie privée et de sa dignité

- *Respecter la vie privée* du patient, c'est respecter en particulier la confidentialité (courrier, opinions...).
- *Respecter sa dignité*, c'est pour le personnel de soins, le respect de la personne par les paroles, les soins, le soulagement de la douleur, l'interdiction d'attaches (sauf cas particulier).

D Les droits de la personne handicapée[38]

Mener une vie sociale, au même titre que tout autre citoyen, est un droit pour la personne handicapée. Cependant aujourd'hui par manque d'informations, un trop grand nombre de personnes handicapées continuent d'être isolées. Les AMP peuvent les aider à connaître la législation existante et à faire valoir leurs droits.

III. Observation-Réflexion (rôle de l'AMP)

- L'AMP veillera à respecter les droits de l'enfant, les droits du mineur ou du majeur hospitalisé, les droits de la personne handicapée, et les fera connaître.
- L'AMP veillera à ce que le patient qui arrive à l'hôpital (adulte ou enfant) ou en structure d'accueil ou service d'aide à domicile, réceptionne bien le *livret d'accueil*.

Il comporte généralement trois types d'informations :

- l'organisation de l'établissement ;
- les services proposés par l'établissement ;
- les informations obligatoires (loi du 4 mars 2002).

Ainsi, il saura qu'il a un droit d'accès au dossier médical et prendra connaissance des formalités à l'admission et à la sortie. Il apprendra aussi qu'il peut désigner une personne de confiance et bien d'autres informations utiles pour lui.

La charte des droits et libertés de la personne accueillie et *le règlement intérieur* de la structure doivent être annexés à ce livret d'accueil.

38 Voir le détail des droits et des allocations dans l'ouvrage de référence.

Situation Les droits de Philippe

Philippe a 45 ans. À cause d'une maladie génétique qui réduit son champ de vision, il ne peut réaliser certaines tâches. C'est pourquoi il travaille au sein d'un ESAT. Cet établissement lui permet d'exercer une activité professionnelle adaptée et lui apporte un soutien médico-social.

Dans le cadre de son activité, David est confronté à des obstacles notamment au moment du déjeuner. En effet, l'aménagement de l'espace « repas » le met en difficulté car il n'est pas adapté à son handicap.

Afin que ce problème soit entendu, voire pris en compte par l'institution, David en parle à son délégué afin que ce dernier l'évoque lors du conseil de la vie sociale (CVS).

Remarque : *Cette situation illustre l'un des points forts mis en place par la loi 2002-2 afin de favoriser les droits et la participation des usagers à la vie de l'institution. Plusieurs autres outils sont à noter, comme :*

- *le livret d'accueil ;*
- *la charte des droits et libertés ;*
- *le contrat de séjour ;*
- *le règlement de fonctionnement de l'établissement ;*
- *le projet d'établissement ou de service ;*
- *le conciliateur ou le médiateur.*

44 La méthodologie du projet individualisé

I. Définition

Le projet individualisé est un projet d'*accompagnement* de la personne qui est *personnalisé*, c'est-à-dire adapté à ses besoins, ses désirs, ses habitudes de vie et ses valeurs et qui respecte et stimule son autonomie.
C'est un projet construit en *collaboration* avec l'équipe et qui a une *méthodologie* précise.

II. Notions essentielles

A Le recueil d'informations et l'analyse des besoins

L'AMP joue un rôle important dans ce recueil d'informations, car il observe la personne au quotidien.
Afin de sélectionner des informations utiles, l'AMP réfléchit aux *besoins fondamentaux* de la personne : « Sont-ils perturbés ou non ? », « Pourquoi ? », « Comment les satisfaire ? », « Quelles sont les priorités ? ». L'AMP doit également définir le profil de la personne aidée.
Nous allons nous baser sur une situation concrète (*cf.* Situation ci-après) pour mieux cerner les problèmes de la personne qu'il faudra prendre en compte.
Les besoins fondamentaux perturbés ont des conséquences sur la santé. Prenons l'exemple de Mme D. pour qui six des besoins fondamentaux sont perturbés.

Tableau 5.2. Les besoins fondamentaux perturbés de Mme D. et leurs conséquences sur la santé de cette personne.

Besoins fondamentaux[a] perturbés	Conséquences sur l'état de santé
– Manger (*mange peu*)	– maigreur, fatigue, affaiblissement...
– Dormir (*dort mal*)	– nervosité, fatigue, affaiblissement...
– Éliminer (*fuites*)	– gêne, honte, repli sur soi...
– S'habiller (*démotivée*)	– repli sur soi, isolement...
– Se mouvoir (*arthrose*)	– raideurs articulaires, douleur, repli sur soi...
– Communiquer et se recréer (*démotivée*)	– repli sur soi, isolement...

a. Virginia Henderson, théoricienne, a défini 14 besoins fondamentaux chez l'être humain (*cf.* livre de référence).

L'AMP va analyser la situation de Mme D.

- *1er temps* : l'AMP se pose plusieurs questions par rapport aux besoins fondamentaux de la personne :
  - Quelles sont les habitudes de vie de Mme D. ?
  - Les besoins sont-ils insatisfaits ou perturbés ? Quelle peut en être la cause ?
- *2e temps* : l'AMP doit, en regard de chaque besoin :
  - préciser son rôle auprès de la personne après avoir analysé les besoins ;
  - planifier ses actions selon les priorités.

B La démarche méthodique de l'intervention

C'est à partir de l'analyse des besoins insatisfaits ou perturbés de Mme D. que l'AMP va planifier et organiser son intervention. L'*observation* et le *questionnement* de Mme D. vont l'y aider.

L'AMP peut utiliser la démarche méthodique du QQQOCP. Prenons un exemple avec le *besoin de manger* (*cf.* Tableau ci-après)[39].

[39] Par souci de concision, nous ne pouvons développer tous les besoins de Mme D. Pour plus de précisions, se reporter à l'ouvrage de référence.

Tableau 5.3. La démarche méthodique du QQQOCP.

Besoins fondamentaux	Qui ? Quoi ?	Quand ? Où ? Comment ?	Pourquoi ?
Manger	L'AMP doit : – s'informer des habitudes alimentaires de Mme D. et la questionner : • qu'aimez-vous manger ? • suivez-vous un régime ? etc. – connaître les goûts et dégoûts de Mme D. – s'informer des habitudes de vie : • à quelle heure préférez-vous manger ? • où préférez-vous manger ? etc.	L'AMP doit : – établir les menus pour la semaine dès le lundi avec la personne aidée – s'informer des goûts et des dégoûts de la personne aidée – répertorier les aliments et les plats concernés (en vue des achats) – prendre en compte les habitudes de vie : • fixer l'heure des repas selon la demande de Mme D. • choisir l'endroit selon les goûts de Mme D.	Pour restaurer la santé et respecter la personne

C L'évaluation du projet individualisé

L'évaluation du projet individualisé se fait en équipe. L'AMP y participe activement. Il s'agit de :

- vérifier si l'*organisation* de l'intervention a été bien menée ;
- vérifier si la *planification* est correcte, équilibrée ;
- faire le point sur ce qui a entravé la réalisation des *objectifs* en tenant compte de l'avis de la personne ;
- modifier éventuellement l'organisation ou la planification.

L'AMP vérifiera si les actions accomplies ont eu des résultats ou non sur tel ou tel besoin perturbé. Ex. : pour un problème de santé comme l'arthrose, le résultat ne sera pas apprécié à *court terme*, mais à *moyen ou long terme*. En revanche, dans l'exemple ci-dessus, l'AMP peut signaler à l'équipe que l'appétit de Mme D. s'est normalisé à moyen terme.

III. Observation-Réflexion (rôle de l'AMP)

L'AMP veillera à respecter les quatre objectifs du projet individualisé. Il s'agit de développer chez la personne aidée :

- 1. un sentiment de *dignité* ;
- 2. une meilleure *qualité de vie* ;
- 3. une promotion de la *santé* ;
- 4. la conquête de son *autonomie*.

L'AMP veillera à assurer la qualité du recueil d'informations. Pour cela, il faut :

- *aborder la personne sans préjugés* : la meilleure attitude est celle de quelqu'un à l'esprit ouvert, qui attend tout de la personne aidée. L'AMP doit accepter les informations (ou données) et les inscrire sans jamais porter de jugement ou ajouter de commentaires personnels ;
- *maintenir la confidentialité des données* : celles-ci doivent rester confidentielles, comme l'oblige le secret professionnel. Seuls le(la) responsable et l'équipe sont informés, dans l'intérêt de la personne aidée.

Situation **Les besoins insatisfaits de Mme D.**

Mme D. (70 ans), personne paraplégique en institution, vit très mal le deuil de son mari, ce qui a eu des répercussions sur son moral et sa santé. Elle *dort* très mal, ses crises d'*arthrose* se sont amplifiées, elle *mange peu*. De plus, elle souffre de problèmes d'*élimination* (fuites urinaires) qui la gênent beaucoup.

Lise (AMP), qui intervient chaque jour, constate que Mme D. se *coupe* de plus en plus du monde extérieur, qu'elle a tendance à ne pas vouloir *s'habiller* le matin. Mme D. bénéficie de deux séances de kinésithérapie hebdomadaires.

À la suite d'un échange entre le médecin traitant et la responsable et en accord avec Mme D., il apparaît qu'il serait opportun que Mme D. puisse se rendre à pied au cabinet de kinésithérapie. Elle sera accompagnée à l'aller et au retour par Lise. Le médecin a également demandé que l'on mette tout en œuvre pour la stimuler à *manger* et favoriser le *sommeil*.

Remarque : L'AMP sait qu'à la suite d'un échange pluridisciplinaire, le *besoin de se mouvoir* de *Mme D.* a été pris en compte : il faudra accompagner deux fois par semaine *Mme D.* chez son kinésithérapeute. L'AMP, à ce sujet, sollicite à nouveau *Mme D.* pour savoir ce qu'elle en pense. Celle-ci lui confirme son accord.

D'autres besoins fondamentaux de *Mme D.* sont à satisfaire rapidement en raison de leurs conséquences sur l'état de santé, en particulier le *besoin de manger* (vu dans le tableau 5.3).

En fin d'intervention, certains critères d'évaluation font l'objet d'un questionnement de la part de l'AMP. Les objectifs sont-ils atteints :

- *totalement ?* L'AMP liste quelques interventions permettant de juger l'efficacité de l'action selon des critères professionnels ;
- *partiellement ?* L'AMP relève les objectifs qui n'ont été atteints qu'en partie et réfléchit à ce qu'il fallait faire pour les atteindre ;
- *pas du tout ?* L'AMP ne se rend pas toujours compte de ses oublis ; dans ce cas, c'est en questionnant la personne aidée qu'elle pourra comprendre les difficultés de l'accompagnement ;
- *à court terme ? à moyen terme ? à long terme ?* L'AMP devra apprécier l'efficacité de son action dans le temps.

45 L'éthique et la déontologie professionnelle

I. Définitions

- L'*éthique* : c'est la science de la morale[40].
- La *déontologie* : c'est l'ensemble des règles et des devoirs qui régissent une profession.

L'AMP veillera à respecter l'éthique et la déontologie de sa profession, et en particulier respecter la *dignité* de la personne aidée et ses *droits* fondamentaux. C'est à cette condition que l'AMP réalisera une intervention et des soins de *qualité*.

II. Notions essentielles

Les droits et libertés de la personne sont exposés sous forme de *charte* (*cf.* ci-après).

A La charte de la personne âgée dépendante (Fondation nationale de gérontologie)

Elle résume les droits et libertés de la personne âgée dépendante. Voici quelques extraits[41] :

- *choix de vie* : toute personne âgée dépendante garde la liberté de choisir son mode de vie ;
- *choix du domicile et de l'environnement* : le lieu de vie de la personne âgée dépendante (domicile personnel ou établissement) doit être choisi par elle et adapté à ses besoins ;
- *maintien des relations* (malgré les handicaps) : toute personne âgée dépendante doit conserver la liberté de communiquer, de se déplacer et de participer à la vie de la société ;
- *maintien des relations* : le maintien des relations familiales et des réseaux amicaux est indispensable aux personnes âgées dépendantes. Le professionnel veillera à les favoriser.

---

40 Définition du dictionnaire Larousse.
41 Voir compléments dans l'ouvrage de référence.

B La charte des droits et libertés de la personne accueillie

Cette charte a valeur de norme en matière de législation et doit être affichée et respectée par tous les professionnels. En voici quelques extraits[42].

a L'article 1er : le principe de non-discrimination

Dans le respect des conditions particulières de prise en charge et d'accompagnement, prévues par la loi, nul ne peut faire l'objet d'une discrimination en raison de son origine (notamment ethnique ou sociale), de son *apparence* physique, de ses caractéristiques *génétiques*, de son orientation *sexuelle*, de son *handicap*, de son *âge*, de ses *opinions* et *convictions*, notamment politiques ou religieuses, lors d'une prise en charge ou d'un accompagnement, social ou médico-social.

b L'article 2 : le droit à une prise en charge ou à un accompagnement adapté

La personne doit se voir proposer une prise en charge ou un accompagnement individualisé et le plus adapté possible à ses besoins, dans la continuité des interventions.

c L'article 3 : le droit à l'information

La personne a droit à une information claire, compréhensible et adaptée sur la prise en charge et l'accompagnement demandé, ou les soins dont elle bénéficie, ainsi que sur ses droits et sur l'organisation et le fonctionnement de l'établissement [...].

d L'article 10 : le droit à l'exercice des droits civiques attribués à la personne accueillie

L'exercice effectif de la totalité des droits civiques attribués aux personnes accueillies et des libertés individuelles doit être facilité par l'institution, qui prend à cet effet toutes mesures utiles (dans le respect, si nécessaire, des décisions de justice).

e L'article 11 : le droit à la pratique religieuse

Les conditions de la pratique religieuse, y compris la visite de représentants des différentes confessions, doivent être facilitées, sans que celles-ci puissent faire obstacle aux missions des établissements ou services.

42 Voir compléments dans l'ouvrage de référence.

Les personnels et les bénéficiaires s'obligent à un respect mutuel des croyances, convictions et opinions.

f L'article 12 : le respect de la dignité de la personne et de son intimité

Le respect de la dignité et de l'intégrité de la personne doit être garanti [...], le droit à l'intimité doit être préservé.

III. Observation-Réflexion (rôle de l'AMP)

L'exercice auprès des personnes en difficulté ou en situation de handicap nécessite le respect de valeurs morales. Il est donc indispensable que l'AMP ait un positionnement déontologique et éthique.
L'AMP doit s'engager à respecter :

- les *droits fondamentaux* de la personne aidée ;
- ses *biens*, sa *dignité* et son *intimité* ;
- sa *culture*, sa *religion*, ses *choix de vie* ;
- ses *choix éducatifs*.

Situation Zohra (AMP) a lu la charte de la personne âgée dépendante

AMP en structure d'accueil de personnes âgées, Zohra est la référente de Mme D. (78 ans). Elle a lu attentivement « *la charte de la personne âgée dépendante* » et elle est bien décidée à respecter la totalité de ses articles.
Parmi les articles qui ont plus particulièrement attiré son attention, elle a relevé ceux-ci, qui lui paraissent importants en regard de la psychologie des personnes âgées (qu'elle connaît bien) :

Article 5 : le droit au respect des liens familiaux

Cet article dit que la prise en charge, ou l'accompagnement d'une personne âgée, doit favoriser le maintien des liens familiaux et tendre à éviter la séparation des familles ou des fratries dans le respect des souhaits de la personne.

Article 6 : le droit à la confidentialité des informations la concernant

La personne âgée reçoit du courrier, fait souvent des confidences sur sa vie privée, reçoit des visites ou non de ses proches ou amis, et elle apprécie que tout ce qui la concerne ne soit pas divulgué.

Remarque : Cette situation illustre deux autres articles de la *charte de la personne âgée dépendante* que l'AMP doit prendre en compte.
L'AMP doit également savoir que la personne aidée peut à tout moment décider de renoncer aux prestations et soins dont elle bénéficie dans le cadre d'une institution et demander à quitter les lieux. On ne peut l'en priver (dans le respect des mesures de protection judiciaire dont elle pourrait éventuellement faire l'objet).
Pour ce qui concerne les prestations de soins, la personne bénéficie des conditions d'expression et de représentation qui figurent au Code de la Santé publique. En effet, le patient peut être accompagné de la *personne de son choix* (personne de confiance) lors des démarches nécessitées par la prise en charge ou l'accompagnement.

DOMAINE DE FORMATION 6

La communication professionnelle et la vie institutionnelle

46 L'organisation de l'État et des collectivités locales

I. Définitions

- L'*État* : c'est une personne morale représentant la nation et dont l'autorité s'exerce sur l'ensemble d'une population et d'un territoire déterminés.
- L'*homme d'État* : c'est un personnage qui exerce une autorité au nom de l'État.
- La *nation* : c'est une communauté humaine caractérisée par son identité historique ou culturelle et formant une entité politique.

II. Notions essentielles

A L'État

a Le système démocratique

Dans un système démocratique, les hommes d'État sont les représentants du peuple qui les a élus. Le premier des textes fondateurs de l'État est la *Constitution* (datant de 1958). Elle a institué le principe de la *séparation des pouvoirs*.

b La séparation des pouvoirs

Il existe trois pouvoirs.

Le pouvoir exécutif

L'exécutif est bicéphale (à deux têtes). Il est représenté par un *président de la République* et un *gouvernement*, dirigé par un *Premier ministre*. Le président de la République nomme le Premier ministre, puis, sur proposition de celui-ci, il nomme les autres membres du gouvernement.

Le pouvoir législatif

Il est composé de deux assemblées :

- l'*Assemblée nationale* : les députés sont élus pour cinq ans[43] ;
- le *Sénat* : les sénateurs sont élus pour neuf ans[44].

Ces deux assemblées constituent le *Parlement* qui est chargé de voter les lois.

Le pouvoir judiciaire

Il est constitué, notamment, du *Conseil d'État* et de la *Cour de cassation*. Ce pouvoir est chargé de régler les conflits des particuliers avec l'État.

B Les textes officiels

- Les *lois* : elles sont votées par le Parlement (Assemblée nationale et Sénat). Ex. : les *lois* sur la durée du *temps de travail*, sur le *tabagisme*, etc.
- Les *décrets* : ils sont signés par le président de la République et/ou le Premier ministre, en fonction de leurs pouvoirs respectifs. Ex. : les *décrets d'application* des lois, les *décrets de nomination* de hauts fonctionnaires (comme les préfets).
- Les *arrêtés* : ils sont signés par tous les autres personnages représentant l'État ou les collectivités locales. Ex. : un *arrêté de nomination* d'un agent de la fonction publique (telle une directrice de crèche).
- Les *délibérations* : ce sont les *actes* pris par les assemblées délibérantes des collectivités locales. Ex. : pour les conseils municipaux, la création d'une crèche.

C Les collectivités locales (ou territoriales)

Les collectivités locales sont des structures administratives dotées de :

- une *personnalité juridique* qui les rend indépendantes de l'État et responsables des décisions qu'elles prennent (elles disposent ainsi de leur propre personnel et de leur propre budget) ;
- une *libre administration* qui leur attribue un pouvoir de décision ;
- des *compétences* et des ressources propres.

---

43 Suffrage direct.
44 Suffrage indirect.

III. Observation-Réflexion (les modes d'élection)

Tableau 6.1. Le mode d'élection des collectivités locales (résumé).

	Commune	Département	Région
1. Organe exécutif *Type d'élections* *Durée du mandat*	Maire Municipales 6 ans	Président du Conseil général Cantonales 3 ans	Président du Conseil régional Régionales 6 ans
2. Organe délibérant *Durée du mandat*	Conseil municipal 6 ans	Conseil général 6 ans	Conseil régional 6 ans
3. Organe consultatif			Le Conseil économique et social

En sus des deux organes exécutif et délibérant, les régions sont dotées d'un *organe consultatif* : le Conseil économique et social régional.

Situation **Les nouveaux besoins de Mme S.**

Cécile (AMP) intervient au domicile de Mme S. (82 ans). Dans le cadre de son accompagnement, Cécile observe que Mme S. a de plus en plus besoin de soins, d'attention car ses capacités déclinent, et qu'elle n'est plus en sécurité à son domicile.

En tant que professionnelle, Cécile est une personne ressource pour Mme S. et sa famille. Elle doit alors pouvoir lui proposer un dispositif adapté à ses nouveaux besoins.

Remarque : *L'AMP doit connaître les principales lois qui régissent, cadrent son action car elles permettent d'orienter son travail au quotidien.*
Le cadre législatif est sans cesse en mouvement, il est obligatoire pour l'AMP de rester en veille (cf. le site de Légifrance) quant à ce qu'il engage comme nouveaux dispositifs (institutions, prestations…).

47 Les principales institutions et prestations à caractère sanitaire et/ou social

I. Définitions

- Les *institutions à caractère sanitaire et/ou social* sont rattachées soit aux communes, soit aux départements.
- Les *prestations sociales* regroupent toutes les aides financières destinées à venir en aide aux personnes et aux familles pour faire face aux frais entraînés par certaines situations (handicap, maternité...).

II. Notions essentielles

A Les institutions à caractère sanitaire et/ou social[45]

Citons quelques exemples.

a Le CAMSP (Centre d'action médico-sociale précoce)

Il offre des consultations médico-sociales et une prise en charge psychologique précoce. De nombreux CAMSP sont intégrés aux centres hospitaliers.

b Le CCAS (Centre communal d'action sociale)

C'est un établissement public qui propose des mesures d'accompagnement aux personnes âgées (portage des repas, aides ménagères) ou aux jeunes sans ressource.

[45] Par souci de concision, nous ne pouvons citer toutes les institutions sociales ni toutes les conditions d'accès. Nous invitons les élèves à se reporter à l'ouvrage de référence.

c Le SSIAD (Service de soins infirmiers à domicile)

Il organise (sur prescription médicale) un service de soins infirmiers à domicile. L'équipe est composée d'un(e) ou plusieurs infirmier(es) et d'aides-soignant(e)s.

d L'HAD (Hospitalisation à domicile)

Elle permet la continuité des soins infirmiers à domicile après une hospitalisation pour une pathologie grave. La personne bénéficie des personnels paramédicaux nécessaires à sa prise en charge.

e L'EHPAD (Établissement d'hébergement pour personnes âgées dépendantes)

Il accueille la personne âgée dépendante et assure les soins qui sont nécessaires à son état de santé. Précisons qu'un EHPAD bénéficie d'une convention tripartite qui engage l'État (représenté par l'ARS [agence régionale de santé]), le département (représenté par le président du conseil général) et l'établissement lui-même. Cette convention inspire le projet d'établissement et donc la prise en charge.

B Le plan Alzheimer

La maladie d'Alzheimer et les maladies apparentées progressent avec l'âge. Les dispositifs relatifs au plan Alzheimer permettent un diagnostic plus précoce, une amélioration de la qualité de vie des malades et de leur famille et une meilleure articulation des différents services.
Citons quelques exemples.

a MAIA (Maison pour l'autonomie et l'intégration des malades Alzheimer)

Elle coordonne la prise en charge des personnes atteintes de la maladie d'Alzheimer. Une des missions principales est l'accompagnement des familles.

b La plateforme de répit

Elle permet un accompagnement individualisé de la personne et de sa famille tout au long de l'évolution de la maladie. Elle lui permet d'accéder aux services les plus adaptés à la situation.

c ESA (Équipe spécialisée Alzheimer à domicile)

La mesure 6 du plan Alzheimer prévoit une offre de service de soins adaptés appelée « prestation de soins d'accompagnement et de réhabilitation » mise en œuvre au domicile de la personne grâce à des équipes spécialisées.

C Les prestations sociales

Citons quelques exemples.

a Les prestations pour les personnes handicapées[46]

- L'*Allocation d'éducation de l'enfant handicapé (AEEH)* : c'est une prestation familiale financée par la Sécurité sociale, elle est destinée à compenser les frais d'éducation et de soins apportés à un enfant handicapé.
- L'*Allocation journalière de présence parentale (AJPP)* : c'est une allocation attribuée aux parents ou à toute personne qui assume la charge d'un enfant âgé de moins de 20 ans atteint d'un handicap.
- L'*Allocation aux adultes handicapés (AAH)* : c'est une allocation qui garantit un revenu minimum aux personnes handicapées.
- La *pension d'invalidité* : c'est un revenu de remplacement qui vise à compenser une perte de salaire résultant d'une incapacité au travail à cause d'une maladie ou d'un accident.
- L'*Allocation personnalisée d'autonomie (APA)* : c'est une allocation destinée aux personnes de plus de 60 ans en situation de perte d'autonomie, nécessitant une aide pour les actes essentiels de la vie quotidienne.

b Les prestations familiales[47]

De nombreuses prestations existent pour les enfants et les familles. Citons :

- les *Allocations familiales (AF)* : elles apportent une aide financière pour les dépenses d'entretien de l'enfant ;
- le *Complément familial (CF)* : il apporte une aide financière aux familles à revenus modestes ;
- l'*Allocation de soutien familial (ASF)* : elle apporte une aide financière aux parents seuls ;

---

46 Pour plus de détails sur les conditions d'attribution et les formalités de versement, consulter l'ouvrage de référence.

47 Pour plus de détails sur les conditions d'attribution et les formalités de versement, consulter l'ouvrage de référence.

- l'*Allocation de rentrée scolaire (ARS)* : elle allège les frais de rentrée scolaire de l'enfant ;
- les *aides au logement* : elles allègent les frais de location (APL, ALF, ALS) ;
- la *Prestation accueil du jeune enfant (Paje)* :
  - elle apporte une aide financière aux parents pour la naissance de l'enfant,
  - elle facilite une cessation d'activité pour le parent qui souhaite garder son enfant,
  - elle allège les frais de garde de l'enfant.

III. Observation-Réflexion (rôle de l'AMP)

- L'AMP est souvent amenée à informer les personnes et en milieu hospitalier à répondre aux questions posées par les patients ou les familles de patients. Pour bien informer, il faut être soi-même au courant de toutes les prestations existantes.
- L'AMP saura parler des différentes institutions sociales et de leurs missions, ainsi que du rôle des différentes prestations sociales, qu'il s'agisse des prestations pour personnes handicapées, ou des prestations familiales.

Situation **Selma est « à la Paje » !**

Selma (stagiaire AMP) est questionnée par Mme A. (future maman) sur une prestation qui la concernerait plus particulièrement. Selma connaît bien le rôle des prestations familiales et a mémorisé le nom évocateur de l'une d'entre elles, la *Paje*, qui signifie *Prestation accueil du jeune enfant*.
Selma dit à Mme A. que cette prestation peut lui apporter chaque mois une aide financière à partir de la naissance de son enfant, mais qu'il y a une condition : elle doit avoir au moins deux enfants à charge pour pouvoir y prétendre.
Selma conseille à Mme A. de faire une demande écrite à la CAF (*Caisse d'allocations familiales*) en produisant une fiche d'état civil et le bulletin de naissance de ses deux enfants.
Enfin, Selma est en mesure de dire à cette future maman que cette prestation est *modulable*, c'est-à-dire qu'elle peut s'adapter à différentes situations des familles. Ex. :

- si la maman (ou le papa) veut cesser son activité à l'occasion de la naissance, pour garder elle-même son enfant ;
- si les parents veulent faire garder leur enfant par du personnel agréé (ex. : assistante maternelle).

Pour chaque situation, il y a une prestation spécifique dans le cadre de la Paje.

Remarque : *Cette situation illustre l'information claire et précise apportée par une professionnelle à une future maman. Toutefois, la professionnelle n'est pas toujours en mesure de préciser les conditions d'attribution des différentes prestations et elle aura intérêt à diriger les personnes vers la CAF, dont l'information aux familles est l'une des missions de service public.*

48 L'équipe pluriprofessionnelle

I. Définition

« L'équipe pluriprofessionnelle est un groupe de personnes aux *formations* et *fonctions* complémentaires, unies dans la réalisation d'une tâche collective ».
Aucune activité d'un groupe n'est efficace sans la coordination de tous les membres du groupe.

II. Notions essentielles

A Les principaux membres de l'équipe

Outre les AMP, l'équipe comprend essentiellement des médecins, éducateurs spécialisés (ES), moniteurs éducateurs (ME), infirmier(e)s (IDE), masseurs-kinésithérapeutes, assistant(e)s de service social (ASS), aides-soignants (AS), puéricultrices (PDE), éducateurs de jeunes enfants (EJE), auxiliaires de puériculture (AP) en service de pédiatrie, de PMI ou de structures d'accueil de l'enfant, et des auxiliaires de vie sociale (AVS) pour les services d'aide à domicile.

B Le principe de fonctionnement de l'équipe

Le bon fonctionnement de l'équipe nécessite deux attitudes essentielles de la part des professionnels : le respect de la hiérarchie et celui de l'équipe.

a Le respect de la hiérarchie

La présence d'un responsable rappelle l'objectif de travail ou de la mission au groupe, définit les *règles* de fonctionnement et les moyens de réalisation. L'organisation et le déroulement des activités seront facilités si les décisions du responsable sont prises après concertation des membres de l'équipe et si celles-ci sont respectées par l'ensemble de l'équipe.

b Le respect de chaque membre de l'équipe

Chaque activité fait appel à des professionnels différents et la réalisation des objectifs de l'équipe s'obtient grâce à la reconnaissance et à l'association des compétences de chacun.
Plus les individus *se comportent en membres responsables* de leurs actions, plus les actions sont efficaces et la communication entre les membres de l'équipe favorisée. Il est évident qu'une *attitude de compétition* entre les membres (la notion d'un « gagnant » et d'un « perdant ») n'est pas favorable au fonctionnement d'une équipe.

III. Observation-Réflexion (rôle de l'AMP)

L'AMP est appelée à travailler au sein d'une équipe pluriprofessionnelle. Il faut connaître et respecter le projet d'établissement qui a pour but de définir des objectifs afin de répondre au mieux aux attentes des personnes accueillies.
La législation impose à l'établissement de s'engager dans une *démarche qualité d'accompagnement et de soins*.

A Les normes de « qualité de soins »[48]

Le mot qualité fait référence à une image de satisfaction et de confiance. Cette notion est très présente avec la création de *démarche qualité* qui est validée par des *normes*. Une norme vise à exiger le *respect de la personne aidée* et une aide individualisée (personnalisée).

B Les normes de « qualité de service rendu »

Il s'agit d'autres normes de qualité qui sont spécifiques aux maisons de retraite et autres établissements d'accueil. La personne aidée doit avoir la garantie que l'organisme emploie un personnel qualifié et compétent et qu'il respecte certains grands principes de fonctionnement[49].
Dès son arrivée, la personne reçoit :

- un *livret d'accueil* et en annexe une « charte des droits et libertés de la personne accueillie » ;
- le *règlement intérieur* qui définit les droits et les devoirs du personnel (ex. : le personnel doit, par sa tenue et son comportement, refléter l'image de l'établissement).

48 Normes françaises (NF) et normes internationales (ISO).
49 Exemple : la loi du 2 janvier 2002 pour les EHPAD.

Situation

Le travail d'équipe pour un accueil de qualité

Clara (AMP) travaille au sein d'un EHPAD. Chaque jour elle accompagne Mme R. lors de sa toilette.

Un matin, lorsqu'elle rentre dans la chambre, Mme R. est en pleurs. Inquiète, elle la questionne sur les raisons de sa tristesse. Mme R. lui confie qu'elle pense à son mari qui est décédé depuis peu : « Je n'ai plus envie de rien », dit-elle.

Par ailleurs, lorsque Clara l'accompagne dans la salle de bain, Mme R. semble avoir des difficultés à soulever le pommeau de douche à la hauteur de ses épaules.

Forte de ses observations, Clara va échanger avec ses collègues lors de la réunion pluridisciplinaire qui est organisée de manière hebdomadaire au sein de l'établissement. Le chef de service sollicitera alors la psychologue et le kinésithérapeute afin de répondre aux nouveaux besoins de Mme R.

Remarque : *Cette situation illustre plus particulièrement le travail au sein d'un EHPAD.*

Le projet d'établissement de l'EHPAD est très évocateur de la nécessaire coordination des différents membres de l'équipe pluridisciplinaire (cf. Figure 6.1). Pour cela, il est important que les professionnels connaissent leurs compétences respectives afin d'adapter leur action aux besoins de la personne accueillie.

Le respect de l'éthique et de la déontologie professionnelle est valable dans toutes les structures sociales et médico-sociales.

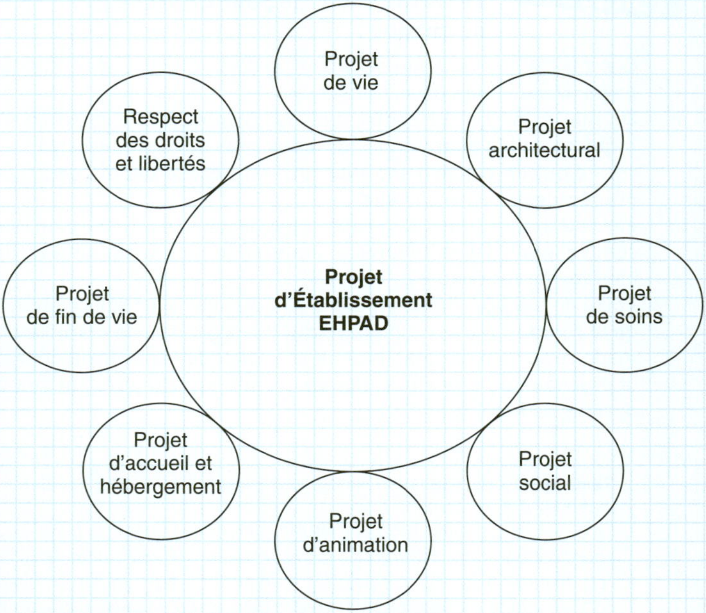

Figure 6.1. Le projet d'établissement de l'EHPAD (extrait).

49 L'accueil d'un nouveau professionnel, l'écrit professionnel

I. Définition

Accueillir quelqu'un, c'est l'« *informer* » et le « *guider* ».
L'accueil est avant tout humain et fait appel à des *qualités relationnelles*.

II. Notions essentielles

A Les qualités relationnelles importantes

Citons quelques qualités relationnelles importantes pour l'accueil d'un nouveau venu dans l'équipe :

- l'*adaptation à l'interlocuteur* : s'adapter à son interlocuteur, c'est l'admettre comme différent de soi et tenir compte de cette différence. Les mots ne renvoient pas à la même réalité pour tout le monde ;
- l'*explication donnée* : pour bien accueillir quelqu'un, il faut savoir expliquer et pour expliquer, il faut *partir de ce que l'autre sait*, il est également utile de *s'assurer de la bonne réception de votre message*. Posez des questions, faites reformuler, suscitez les demandes de précisions ;
- l'*écoute active* : pour bien *accueillir* un nouveau venu dans l'établissement, il faut savoir l'écouter, et pour écouter l'autre, il faut pouvoir faire abstraction de son propre point de vue et essayer d'entrer dans sa logique. L'attitude d'écoute n'est ni spontanée ni facile. L'AMP veillera à s'y exercer.

B La sélection des éléments d'information

Afin de sélectionner des éléments d'observation (ou données pertinentes) qui devront faire l'objet d'une transmission, l'AMP doit réfléchir méthodiquement.

Nous lui suggérons d'utiliser la méthode du QQQOCP (Quoi ? Qui ? Quand ? Où ? Comment ? Pourquoi ?)[50].

- **Quoi ?** Quels sont les éléments de mon observation que je dois transmettre ?
- **Qui ?** À qui dois-je les transmettre ? (responsable ? équipe ? famille ?)
- **Quand ?** À quel moment dois-je réaliser la transmission ?
- **Où ?** Où dois-je transmettre l'information orale, en présence de la personne ou à distance ?
- **Comment ?** La transmission sera-t-elle orale ou écrite ? Comment se présente le cahier de transmissions ou de liaison ?
- **Pourquoi ?** Dans quel but dois-je transmettre cette information ? Quel est l'objectif de cette transmission ?

C L'importance d'un écrit professionnel (ex. : les transmissions)

Un écrit professionnel est un acte d'une grande importance. Il s'agit d'un acte :

- *responsable* : c'est un moyen d'émettre des remarques, des propositions, des suggestions. Il témoigne de la responsabilité du professionnel ;
- *de réflexion* : c'est un moyen de discipliner sa pensée, de la clarifier, de l'ordonner, de l'approfondir. L'écrit est aussi un acte intellectuel ;
- *de traçabilité* : c'est un moyen de laisser une trace définitive, et cette trace est une preuve légale. La personne concernée (ou sa famille) peut demander à prendre connaissance de l'acte écrit[51].

L'AMP ne doit pas pour autant appréhender l'écrit professionnel ; bien au contraire, l'AMP aura à l'esprit l'importance d'une transmission pour la personne aidée et pour ses collègues. Il convient cependant d'être prudent dans la formulation de l'acte écrit.

III. Observation-Réflexion (rôle de l'AMP)

Les recommandations de la circulaire ministérielle relative aux écrits professionnels (ex. : transmissions) doivent être respectées par l'AMP : les confidences relatives à la vie privée de la personne ne peuvent faire l'objet de transmissions écrites qu'avec l'accord de celle-ci. Le respect de la vie privée est un principe indérogeable que l'AMP doit privilégier en toutes circonstances.

50 Le Pourquoi peut se placer à tous les niveaux de la réflexion (ex. : Pourquoi qui ? Pourquoi quoi ? Pourquoi comment ?)

51 Loi du 2 avril 2002.

- L'AMP devra faire preuve de discrétion professionnelle. Il veillera à :
  - faire attention aux tournures de phrases témoignant de jugements de valeur, d'opinions qui seraient contestables, car peu objectives et donc interprétables de façon différente selon les personnes ;
  - utiliser un vocabulaire respectueux de la dignité de la personne.
- L'AMP peut noter beaucoup d'informations sur le cahier de transmissions (ou de liaison), mais veillera à tenir la personne aidée au courant de ce qui a été rédigé la concernant.
- L'AMP expliquera à la personne l'intérêt des transmissions écrites ; elles permettent de :
  - favoriser la concertation entre tous les membres de l'équipe professionnelle ;
  - éviter les risques d'erreurs et d'oublis au niveau des intervenants.

Situation

Les transmissions de Marion

Marion (AMP), à la fin de son service, remplit le cahier de transmissions. Elle connaît l'intérêt de cet *écrit professionnel* qui est essentiel à la « *qualité de service rendu* » à la personne aidée et qui est capital pour la coordination de l'équipe à laquelle elle appartient.
Voici ce que Marion a écrit ce mardi 22 juin.
« Transmissions concernant Mme S. Chaudon :
- 8 h 30 : aide à la toilette et aux soins spécifiques (érythème sous la poitrine (talc), à surveiller) ;
- 11 h 30 : repas refusé, représenté à 12 h 30 : peu d'appétit (1/3 repas absorbé) ;
- 13 h 30-15 h 30 : sieste (repos calme) ;
- 16 h : goûter refusé.

Signature : Marion G. (AMP) – 17 h 30 »

Remarque : *Cette situation illustre un cas concret de transmissions écrites. Celles-ci concernent généralement :*
- *les soins réalisés (toilette, aide à la marche), les animations ;*
- *les observations sur l'état de santé, sur les réactions (fatigue, autonomie, tristesse...) de la personne ;*
- *les incidents éventuels (malaise, rejets alimentaires après le repas, refus du repas, refus des activités, des distractions...) ;*
- *les insomnies...*

▶

▶ NB. Les confidences relatives à la vie privée ne feront pas l'objet de transmissions écrites (discrétion professionnelle oblige). De plus, l'outil informatique, en matière d'écrits professionnels, est soumis à la loi du 6 janvier 1978, modifiée par la loi du 6 août 2004, dite « Loi informatique et libertés » mise en place par la CNIL, et doit être utilisé dans le respect de la déontologie.

50 La prise de parole en réunion

I. Définition

Prendre la parole peut prendre des formes différentes : on peut être chargé de faire un *exposé oral* devant un groupe de personnes ou de communiquer, au sein d'un groupe, avec ses collègues, par exemple lors d'une *réunion* de travail ou dans le cadre d'un *groupe de parole*.

II. Notions essentielles

A La méthodologie pour « prendre la parole » en groupe

Il est important pour celui qui prend la parole de :

- *regarder les auditeurs* : à la maîtrise de la parole, il est indispensable d'associer celle du regard. Le regard est le lien entre celui qui parle et celui (ou ceux) au(x)quel(s) il s'adresse. Il garantit l'efficacité de la communication ;
- utiliser un *vocabulaire commun* : un langage professionnel adapté et des mots précis ;
- *soigner le ton de sa voix* (l'articulation des mots, le débit des paroles) et l'*expression verbale* (vocabulaire correct) ;
- soigner l'*expression non verbale* : modifier ses attitudes (se lever, se déplacer) ;
- être *synthétique* (c'est-à-dire parler de l'essentiel) ;
- faire des *pauses* pour *écouter* les autres membres de l'équipe, respecter chacun (éviter de couper la parole).

B Les difficultés de certains « à prendre la parole » en groupe

Certains participants ont des difficultés à prendre la parole dans un groupe. Les raisons peuvent être de deux ordres :

- soit *ils n'ont rien à dire* parce qu'ils sont d'accord, parce qu'ils ne sont pas concernés, etc. ;

- soit *ils ne peuvent pas parler* parce qu'ils ne savent pas (ou croient ne pas savoir), parce qu'ils n'ont pas le vocabulaire (ou croient ne pas l'avoir), parce qu'ils ne sont pas écoutés (ou croient ne pas l'être), etc.

C L'intérêt d'une réunion pluridisciplinaire

La concertation en réunion permet une prise en charge globale, adaptée et suivie de la personne. Elle permet à chaque membre de l'équipe de s'impliquer dans le projet du service. Toute perturbation dans la transmission de l'information a des conséquences regrettables.
Il y a quatre types de réunions. Chacune a des objectifs précis :

- la *réunion d'information* : transmettre des informations ;
- la *réunion de discussion* : échanger des informations, des opinions, des questions ;
- la *réunion de décision* : résoudre des problèmes et rechercher des solutions ;
- la *réunion de synthèse* : faire la synthèse d'informations. Ex. : pour mettre en place un projet individualisé (*cf.* Situation).

III. Observation-Réflexion (rôle de l'AMP)

L'AMP doit :

- *se motiver* (même si l'orateur n'est pas passionnant). L'AMP en position d'auditeur doit savoir dire : « Ce que j'écoute me permettra d'améliorer mes compétences dans tel domaine, je dois donc faire l'effort d'être attentif, de m'intéresser à ce qu'il dit, ainsi je retiendrai mieux » ;
- *se responsabiliser, se discipliner*. On peut distinguer deux catégories d'intervention (les positives et les négatives). L'AMP en position d'auditeur veillera à avoir une attitude positive, c'est-à-dire à avoir la volonté de :
  - manifester de la solidarité dans le groupe, réduire les tensions, être coopératif,
  - écouter, ne pas couper la parole à l'orateur,
  - éviter la critique, la mise en cause des personnes, les jugements de valeur.

Situation Anita (AMP) prend la parole en réunion

Anita (AMP) participe à une *réunion de synthèse* en service hospitalier. Elle prend la parole pour exposer les éléments de son observation sur Mme D., patiente de 52 ans atteinte d'un cancer à la gorge.
Anita a eu de nombreux contacts avec cette personne en phase terminale de sa maladie. Elle expose donc ce qu'elle a perçu du *langage non verbal* de Mme D. : « Lors des soins, Mme D. me regardait sans me voir... Parfois, elle se mordait les lèvres, et agrippait très fort les barreaux du lit, puis se recroquevillait sur elle-même. Lorsque je lui demandais si elle souffrait, elle me disait « non » d'un signe de tête, mais je reste persuadée que Mme D. avait des accès de douleur qu'elle voulait taire... »
D'autres soignants prennent ensuite la parole, et, à la fin, Mme L. (cadre supérieur de santé) fait la synthèse de ce qui a été dit par l'ensemble du personnel et rend sa conclusion. Il faut agir vite.

Remarque : Cette situation illustre tout l'intérêt d'une *réunion de synthèse.* On peut cerner le problème de Mme D. : la douleur physique non avouée. Ainsi, une décision de modifier ou changer son traitement a été prise par le médecin du service à la suite du rapport du cadre supérieur de santé qui est responsable des soins.
La réunion de synthèse permet de personnaliser les soins et de participer ainsi à la *démarche éthique de qualité de soins.*
Pour être productive, la réunion ne peut exister que dans la *pluridisciplinarité.*

51 Le droit du travail (notions)

I. Définition

Le droit au travail énonce les obligations du salarié et de l'employeur. Le droit du travail est la partie juridique du travail.

II. Notions essentielles

A Les droits et les devoirs respectifs (employé-employeur)

Le salarié et l'employeur ont des droits et des devoirs réciproques :

- l'*employeur* doit respecter les horaires de travail établis, verser le salaire correspondant au travail et respecter les éléments du contrat (tâches à accomplir, congés payés...) ;
- le *salarié* doit respecter les horaires de travail, effectuer le travail précisé dans son contrat, observer le règlement intérieur et respecter les obligations de discrétion et de réserve professionnelle.

B Les deux formes de contrat de travail

Il existe deux types de contrat :

- le *contrat à durée indéterminée (CDI)* : ce contrat ne prévoit pas de date de fin de contrat. Il peut être rompu par licenciement par l'employeur ou par démission de l'employé ;
- le *contrat à durée déterminée (CDD)* : ce contrat a une durée limitée dans le temps. Il doit préciser la date d'embauche et la fin du contrat, la durée de la période d'essai, la rémunération, le lieu de travail, la convention collective applicable et tout autre avantage promis à titre individuel.

C La durée du temps de travail

- La *durée du temps de travail* est de 35 h par semaine.
- Un *repos hebdomadaire* de 24 h consécutives est obligatoire. Ce repos est normalement fixé le dimanche, mais ce principe ne peut pas

toujours être appliqué (en cas de travail le dimanche, un jour de repos en semaine est attribué).

- La *durée du repos obligatoire* entre deux journées de travail est de 12 h.
- La *durée des congés annuels* est fixée à 30 jours par an ou 2,5 jours de congé par mois de travail.
- Des *congés particuliers* sont prévus par la loi : congés maternité, congés parentaux, etc.

III. Observation-Réflexion (rôle de l'AMP)

L'AMP veillera à éviter tout litige dans le travail. Toutefois, il saura que :

- l'*inspection du travail* a un rôle de contrôle et de conseil. L'inspection peut constater des infractions au Code du travail et prendre des décisions ;
- le *conseil des prud'hommes* est un tribunal spécialisé, chargé de régler les conflits lorsqu'ils n'ont pas trouvé de solutions à l'intérieur de l'entreprise. Deux solutions sont possibles : une tentative de conciliation ou le jugement.

Situation **Sandra lit son contrat**

Sandra (AMP) a signé avec son employeur un *contrat à durée indéterminée (CDI).*

Elle relit attentivement chaque ligne de celui-ci pour mieux connaître ses droits et ses obligations vis-à-vis de son employeur. En voici quelques paragraphes dûment complétés[52].

« 1. Date d'entrée : 21 juin 2010.

2. Durée de la période d'essai : 3 mois (du 21 juin au 21 septembre).

3. Lieu habituel de travail : chez M. et Mme D. – 2, rue des Domaines, Issy-les-Moulineaux (92).

4. Nature de l'emploi : aide médico-psychologique auprès d'une personne handicapée, âgée de 70 ans (Mme D.), accompagnement, soins (...), sorties (...).

5. Horaires de travail hebdomadaire : 35 heures.

6. Repos hebdomadaire : week-end (samedi, dimanche).

7. Jours fériés du calendrier chômés.

52 Les pointillés signifient que les précisions sont données dans le contrat.

8. Rémunération (en euros) à la date d'embauche : 1550 euros bruts mensuels :

- les prestations en nature seront déduites de la rémunération nette ;
- en cas de paiement par chèque emploi-service, le salaire horaire net ou le salaire mensuel net est majoré de 10 % au titre des congés payés.

9. Congés payés : 4 semaines (du 1er août au 29 août).

10. Clauses particulières :

- repas : oui (2 par jour fournis par l'employeur) ;
- logement de fonction : non ;
- utilisation d'un véhicule : non.

À Issy-les-Moulineaux, le 18 juin 2010.
Signature du salarié : Sandra M.
Signature de l'employeur : M. D. »

Remarque : Il s'agit d'un *exemple* qui permet de connaître quelques mentions importantes du contrat de travail et non d'un modèle de CDI type.
Cet exemple concerne un emploi auprès d'une personne handicapée, à domicile.
Dans le cadre de son contrat de travail, l'AMP doit connaître la convention collective relative à l'institution. En effet, celle-ci apporte des éclairages supplémentaires quant au cadre de travail.
Par ailleurs et surtout lorsqu'il s'agit du travail à domicile, l'AMP devra être particulièrement attentif à plusieurs éléments comme :

- les limites du territoire à couvrir dans le cadre de sa mission ;
- la nature de l'emploi : l'accompagnement à domicile est souvent le lieu où s'observe le phénomène de « glissement de tâche ». L'AMP réalise alors des activités pour lesquelles il n'a pas été embauché ;
- les clauses particulières : défraiement des déplacements, achat de matériel professionnel (à la charge de l'AMP ou pas ?), etc.